Hippokrates | Die Heilkunst

Hippokrates
Die Heilkunst

Aus dem Griechischen übersetzt
von Hans Diller

Ausgewählt, herausgegeben und mit einer
Einleitung und Erläuterungen versehen
von Karl-Heinz Leven

Reclam

RECLAMS UNIVERSAL-BIBLIOTHEK Nr. 19694
2021 Philipp Reclam jun. Verlag GmbH,
Siemensstraße 32, 71254 Ditzingen
Umschlagabbildungen: Der Heilgott Asklepios heilt eine Frau im Schlaf; hinter dem Gott seine Tochter Hygieia, die personifizierte Gesundheit; Marmorrelief, Athen, 4. Jh. v. Chr. (Archäologisches Museum Piräus; akg-images / De Agostini Picture Lib. / G. Dagli Orti). Buchrückseite: Der Schweizer Maler Ferdinand Hodler hat in dem Gemälde 1915 das Gesicht seiner sterbenden Geliebten Valentine Godé-Darel verewigt, eine sog. *facies Hippocratica*; s. dazu S. 69 f.
Druck und Bindung: Eberl & Koesel GmbH & Co. KG,
Am Buchweg 1, 87452 Altusried-Krugzell
Printed in Germany 2021

ISBN 978-3-15-019694-6

Auch als E-Book erhältlich

www.reclam.de

Inhalt

Vorwort

Der Klang des Namens »Hippokrates« ist auch in der Moderne geeignet, feierliche Assoziationen zu wecken. Hippokrates (spätes 5. – frühes 4. Jahrhundert v. Chr.) und die ihm zugeschriebene Medizin, was auch immer darin jeweils gesehen wurde, sind niemals unmodern gewesen. Seit der griechischen Antike steht der Name für den Beginn einer wissenschaftlichen Heilkunde, der Arzt von der Insel Kos selbst gilt als »Vater der Medizin«, so die ehrerbietige Formel des römischen Enzyklopädisten Celsus (1. Jahrhundert n. Chr.) in seinem Handbuch *De medicina* (7,2). Im Mittelalter blieb Hippokrates in der byzantinischen, der arabischen und lateinischen Wissenschaft Leitstern einer Medizin, die unterdessen durch Galen von Pergamon (129 – um 210) inhaltlich und formal systematisiert und zu einer Art Vollendung gebracht worden war.

Es war der Hippokrates Galens, der solcherart weiterwirkte, aber als Galen nach einer Wirkungsgeschichte von mehr als einem Jahrtausend in der Renaissance »unmodern« wurde und in den Hintergrund trat, erlebte Hippokrates geradezu einen neuen Höhenflug. Ausgehend von den ersten gedruckten Ausgaben des Corpus Hippocraticum (1526), das damit überhaupt erst den Charakter einer abgeschlossenen Schriftensammlung annahm, blieb die »hippokratische Medizin« bis weit in die Neuzeit ein idealer Maßstab in Forschung, Lehre und am Krankenbett. Erst die Wende zur naturwissenschaftlichen Medizin in der zweiten Hälfte des 19. Jahrhunderts versetzte Hippokrates in das abgegrenzte Reich der Medizingeschichte; einzig der *Hippokratische Eid* hat sich im 20. Jahrhundert in medizinethischen Diskursen behauptet und als wirkmächtig erwiesen. In der Erfahrung der NS-Medizinverbrechen schuf der Weltärztebund (World Medical Association) 1948 die *Declaration of Geneva* (*Genfer Deklaration*), die sich inhaltlich am *Hippokratischen Eid* orientiert und auch für deutsche Ärzte und Ärztinnen verpflichtend ist.[1]

Indem Hippokrates und seine Medizin um 1900 »historisch« wurden, erschloss sich für die Fächer Medizingeschichte und Klassische Philologie, ferner auch für die Arabistik ein weites Forschungsfeld, und es wird bis heute international bearbeitet. Die Werke der hippokratischen Medizin wurden seither zum größeren Teil in kritischen Ausgaben und neusprachlichen Übersetzungen, meist mit umfangreichen Kommentaren versehen, vorgelegt, und Werkverzeichnisse, Handbücher und Nachschlagewerke ermöglichen auch Ungeübten einen Zugang.[2] Besonders hinzuweisen ist auf die von Gerhard Fichtner (1932–2012) vor einigen Jahrzehnten geschaffene Gesamtbibliographie des Corpus Hippocraticum, die zu jedem Werk die Editionen, Übersetzungen und weiterführenden Studien auflistet.[3]

Die hier vorgelegte kleine Textauswahl mit erläuternden Bemerkungen möchte einen Eindruck von der vielfältigen

1 Diese und andere Rezeptionen eines aktuellen »Hippokratismus« werden in der vorliegenden Darstellung ausgeklammert. Siehe dazu Leven 2019, S. 108–112; Cantor 2002.

2 Anastassiou/Irmer 2006; Craik 2015; Golder 2007; Gourevitch 1984; Jouanna 1999; Leven 2005; Nutton 2013; Pormann 2018.

3 Das praktische Nachschlagewerk ist seit 2012 auf der Homepage der Berlin-Brandenburgischen Akademie der Wissenschaften frei zugänglich und wird fortlaufend aktualisiert (Fichtner 2017).

Thematik vermitteln und Interesse für eine vertiefte Beschäftigung mit der hippokratischen Medizin wecken. »Das Leben ist kurz, die Kunst ist lang; der rechte Augenblick geht schnell vorüber«, so heißt es im ersten hippokratischen *Aphorismus* kurz und bündig, wie es sich für einen Aphorismus gehört – daher an dieser Stelle keine weitere Vorrede, aber ein kurzer Dank. Denn im Institut für Geschichte und Ethik der Medizin der Universität Erlangen-Nürnberg erfreute ich mich der steten und auf vielerlei Art hilfreichen Unterstützung der Mitarbeiter und Mitarbeiterinnen: Ich danke insbesondere Robert Davidson, Fritz Dross, Michèle Fink, Angelika Kretschmer, Renate Rittner, Susanne Ude-Koeller und Marion Voggenreiter. Nadine Metzger ermunterte mich zu einer »Übung im schlauen Weglassen«, wie sie meine Aufgabe treffend charakterisierte. Ob das Ergebnis die Erwartungen erfüllt?

Gewidmet ist das Büchlein dem Andenken an meinen Lehrer und väterlichen Freund Eduard Seidler (1929–2020), Kinderarzt und Medizinhistoriker in Freiburg.

Karl-Heinz Leven

Hippokrates: eine Einführung

Der Arzt Hippokrates *hat gelebt*, dies ist gewiss durch ein Zeugnis Platons (428/427–348/347 v. Chr.), der etwa zwei Generationen jünger war als Hippokrates. Im Dialog *Protagoras*, dessen Handlung vor 429 v. Chr. spielt (geschrieben hat Platon den Text etwa fünfzig Jahre später), wird Hippokrates von Kos als ein Zeitgenosse des Sokrates (469–399 v. Chr.) erwähnt:

Noch vor Anbruch des Tages klopft es heftig bei Sokrates und herein stürmt der Jüngling Hippokrates, Sohn des Apollodoros. Er ist aufgeregt, weil der Sophist Protagoras von Abdera (um 485–415 v. Chr.) in Athen ist, was Sokrates aber schon weiß. Der junge Hippokrates ist begierig, bei Protagoras in die Lehre zu gehen. Dafür ist ein nicht geringes Honorar zu zahlen. Sokrates geht mit ihm am nächsten Morgen zu Protagoras und verwickelt diesen in ein Gespräch über die Lehrbarkeit der Tugend. Im Sinne eines Vergleichs fragt Sokrates den verdutzten jungen Hippokrates: »Wenn du beabsichtigtest, zu deinem Namensvetter zu gehen, zu Hippokrates aus Kos, dem Asklepiaden, und ihm als Honorar Geld zu zahlen für dich, wenn dann einer dich fragte: ›Sag mir, du willst, Hippokrates, dem Hippokrates ein Honorar zahlen – in welcher Eigenschaft?‹, was würdest du dann antworten?« Und der junge Hippokrates: »Ich würde sagen …, als Arzt.« (Platon, *Protagoras* 311b–c). Daraus ist zu entnehmen, dass der koische Arzt Hippokrates ein Zeitgenosse des Sokrates und auch für Platon eine bekannte Gestalt war.

Hippokrates, so steht fest, erteilte Unterricht an Schüler gegen Bezahlung. Im platonischen *Protagoras* findet sich unmittelbar anschließend ein aufschlussreicher Vergleich, der den Rang dieses Arztes eindrucksvoll unterstreicht: Nachdem der junge Hippokrates erklärt hat, von Hippokrates werde man gegen Honorar zum Arzt ausgebildet, fragt Sokrates ihn, zu welchem Zweck jemand den Bildhauern Polyklet und Phidias ein Honorar zahlen würde. Und der junge Hippokrates antwortet, man würde von ihnen dann zum Bildhauer ausgebildet (311c). Offensichtlich gehören Medizin und Bildhauerei zu derselben Art von *technai* (»Künste, Fertigkeiten«), die man – gegen Entgelt – erlernen kann.

Wichtig ist an dieser *Protagoras*-Stelle, dass Hippokrates als Arzt denselben hohen Rang in der Medizin einnimmt, den Polyklet und Phidias in der Bildhauerei haben. Platon nennt in seinen Dialogen eine größere Zahl von Ärzten, und die Medizin ist sein beständiges Beispiel für eine Heilkunde des Körpers, der die Philosophie als Heilkunde der Seele gegenübersteht. Hippokrates ist offensichtlich für Platon der berühmteste Arzt seiner bzw. des Sokrates Zeit. Über Hippokrates' medizinische Lehre, Praxis oder Schriftstellerei erfährt man bei Platon allerdings wenig. Im Dialog *Phaidros* (270c), dessen fiktive Gesprächssituation vor 415 v. Chr. anzusetzen ist, erwähnt Platon beiläufig als Methode des Hippokrates, bei körperlichen Prozessen stets die »Natur des Ganzen« zu berücksichtigen. Diese recht vage Angabe erbringt nichts, was sich für eine »Lehre« des Hippokrates verwerten ließe. Aristoteles erwähnt in der *Politik* (1326a 15 f.), der Arzt Hippokrates sei »groß« gewesen, aber nicht von Gestalt. Daraus ist zu schließen, dass Hippokrates in (spät)klassischer Zeit als einer der renommiertesten Ärzte bekannt war, mehr aber auch nicht.

In der Überlieferung medizinischer Fachtexte hat sich seit dem Hellenismus eine Schriftengruppe gebildet, die als Werke des Hippokrates gelten; seine eigentliche Formation als Corpus Hippocraticum hat die Sammlung in den gedruckten Renaissance-Ausgaben erlangt. Es handelt sich um ca. sechzig Schriften, die zahlreiche Fachgebiete und Aspekte der Medizin abhandeln. Inhaltlich reicht der Bogen von heute bekannten Fächern wie Frauenheilkunde, Chirurgie oder einer Vorstufe der Inneren Medizin bis hin zu für die damalige Zeit charakteristischen Handlungsfeldern wie Prognostik, Semiotik (Zeichenkunde) und Deontologie (Pflichtenlehre, dort auch der berühmte *Eid*). Die Schriften sind literarisch außerordentlich vielgestaltig: Es gibt theoretische Traktate, Fallgeschichten, Sinnsprüche (*Aphorismen*), öffentliche Reden und polemische Traktate. Keine der Schriften trägt einen Autornamen, das heißt, sie sind ursprünglich anonym überliefert gewesen und später, vermutlich im hellenistischen Alexandria, unter den Autornamen des Hippokrates gestellt worden, so eine »skeptische« Theorie, die der historischen Wirklichkeit nahekommen dürfte.[4] Die Schriften widersprechen sich zum Teil untereinander, so in den theoretischen Grundannahmen der Körperfunktionen und der Krankheitslehre. Es war daher bereits in der Antike offenkundig, dass mehrere Autoren am Werk gewesen waren. Dies ergibt sich auch aus der Chronologie, denn die Entstehungszeit der Schriften reicht vom späten 5. und dem 4. Jahrhundert v. Chr. – aus dieser

4 Edelstein 1935; Smith 2002; Eijk 2016.

Zeit stammt ein größerer Teil – bis in das 2. Jahrhundert n. Chr.

Als Autor ist Hippokrates nirgends erwähnt, doch er kommt als handelnde Person in einer Schriftengruppe des Corpus Hippocraticum vor, die man heute als »Hippokrates-Roman« bezeichnet:[5] Dort begegnet er als griechischer Patriot, der es ablehnt, den Persern medizinischen Beistand zu leisten. Er rettet die Griechen vor einer Pest, schickt ihnen Söhne und Schüler zur Hilfe und trifft den Philosophen Demokrit. Der Hippokrates-Roman setzt die Existenz hippokratischer Schriften bereits voraus und enthält Anspielungen auf einen späthellenistischen Kontext, den schon einige Römer, so etwa Cato der Ältere, scharfsinnig erkannten (Plinius, *Naturgeschichte* 29,11–14.27; Plutarch, *Cato der Ältere* 1,4). Über den von Platon erwähnten Hippokrates von Kos weiß der Roman nichts, vielmehr spielt er mit den in der Antike umlaufenden Versatzstücken eines idealisierten Hippokrates-Bildes.

Dasselbe gilt für einige kurze biographische Abrisse über Hippokrates, die außerhalb des Corpus Hippocraticum überliefert sind, darunter die bekannteste unter dem (fiktiven) Autornamen »Soran«.[6] Ähnlich wie im Hippokrates-Roman konstruiert diese Vita ein Idealbild, das, mit vermeintlich genauen Jahreszahlen und Angaben über die vielfältigen Wirkungsstätten des koischen Arztes ausstaffiert, den Eindruck von Authentizität erwecken möchte.

5 Smith 1990; Jouanna 2020.
6 Müri 1986, S. 44–50; Jouanna 2020.

Wie erwähnt, hat man die Vielschichtigkeit des Corpus Hippocraticum bereits in der Antike als Problem erkannt; zeittypisch versuchte man es behutsam zu lösen, indem man die Schriften nach inhaltlichen und literarischen Kriterien analysierte und in Gruppen einteilte. Zusammen mit der Chronologie ergab sich daraus eine Schichtung, bei der sich ein Kern besonders früher und – nicht zufällig – besonders interessanter und innovativer Schriften abzeichnete. Hier ging es um eindrückliche Krankengeschichten im Kontext klimatologischer Erwägungen (*Epidemien*, *Über die Umwelt*), um Theorien über den Aufbau und die Funktion des Körpers (*Über die Natur des Menschen*), oder um die *Aphorismen*, um nur einige zu nennen. Für antike Philologen und Ärzte war es naheliegend, diesen Kern von Schriften als »echt« anzusehen; Hippokrates selbst habe sie verfasst, während andere Schriften von seinen Söhnen und einem in der Überlieferung kongenial hinzuerfundenen »Schwiegersohn« namens Polybos und anderen Schülern stammen sollten. Am Beispiel Polybos lässt sich allerdings auch zeigen, dass diese auf den ersten Blick plausible Sichtweise einen Zirkelschluss enthielt und im Licht jüngerer Quellenbefunde wie ein Kartenhaus einstürzte:

Die Schrift *Über die Natur des Menschen* formulierte erstmals die Viersäftelehre, die in der späteren Antike, so insbesondere bei Galen, als »echt« hippokratisch galt und bis in die Moderne fortwirken sollte. Allerdings betonte Galen, nur die auf die Viersäftelehre bezogenen Kapitel (1–8) seien von Hippokrates verfasst, denn Aristoteles (*Tierkunde* 512b 12 – 513a 7) zitiere Passagen aus Kapitel 11 über den Gefäßverlauf und schreibe sie einem Autor namens Polybos zu. Diese Autornennung galt für antike Leser als unwiderlegbar, aber zugleich als problematisch, um nicht zu sagen, als misslich: Wenn man annahm, dass die Schrift *Über die Natur des Menschen* eine Einheit bildete, so wie sie überliefert war, folgte daraus, dass die Programmschrift der hippokratischen Viersäftelehre nicht von Hippokrates, sondern von Polybos stammte. Daher wählte Galen den Ausweg, die Autorschaft des Polybos nur für die späteren Kapitel über die Blutgefäße anzunehmen – und Hippokrates als Autor der »wichtigeren« Kapitel über die Säftelehre.

Eine andere, in der hippokratischen Tradition seit der Antike angewandte Lösung des Problems bestand darin, den Autor Polybos – wie schon erwähnt – zum »Schwiegersohn« des Hippokrates zu machen, um die beiden in eine engere verwandtschaftliche Beziehung zu bringen. Doch diese Kunstgriffe wurden mit der Entdeckung einer Schrift aus dem Umfeld des Aristoteles Ende des 19. Jahrhunderts hinfällig. Die Rede ist vom sog. *Anonymus Londinensis*, einem kurzgefassten Abriss der Lehren antiker Ärzte auf einem Papyrus. Der besondere Wert des 1893 erstmals veröffentlichten Texts besteht darin, dass er auf ein medizinhistorisches Werk des Aristoteles-Schülers Menon zurückgeht und damit eine vorhellenistische Perspektive auf die griechische Medizin eröffnet.

Jedenfalls: Der *Anonymus Londinensis* schreibt die Viersäftelehre explizit und unmissverständlich dem Polybos zu (XIX 2–18).[7] Die vermeintliche Programmschrift der hip-

7 Manetti 2011, S. 40 f.

pokratischen Medizin stammt also nicht vom Meister; damit nicht genug, nennt der Papyrustext als Lehre des Hippokrates die Anschauung, dass »Winde« im Körper für allerlei Krankheitserscheinungen verantwortlich seien (V 25 – VII 40).[8] Dieses Konzept aber findet sich am ehesten in der hippokratischen Schrift *Über die Winde*, die in der Tradition immer als »unecht« gegolten hat, weil sie in ihrem konzeptuellen Anspruch gegenüber der Viersäftelehre abzufallen scheint. Wie kompliziert die Lage ist, sieht man auch daran, dass im *Anonymus Londinensis* selbst gewissermaßen in einer Fußnote bemerkt wird, dass dies nicht die Theorie des Hippokrates sei. Die vorhellenistische Quelle, Menon, aus der der *Anonymus Londinensis* kompiliert ist, befinde sich im Irrtum. Die »wahre« Theorie des Hippokrates finde sich in *Über die Natur des Menschen*. Als der Papyrus im 2. Jahrhundert n. Chr. kompiliert wurde, war dies nämlich bereits die etablierte Auffassung und der Menon-Text störte das Bild.

Die »hippokratische Frage«, welche Schriften als »echt« zu betrachten seien, ist mit der Publikation des *Anonymus Londinensis* in eine neue Phase eingetreten, die markant durch die Untersuchungen des Klassischen Philologen und Medizinhistorikers Ludwig Edelstein (1902–1965) gestaltet wurde.[9] Die jahrhundertelange Suche nach vermeintlich »echten« Werken des Meisters von Kos erwies sich letztlich als gegenstandslos; Edelstein, Begründer der »skeptischen« Theorie, konnte zeigen, dass nicht ein einziges Werk mit Sicherheit dem Hippokrates zuzuschreiben sei, sondern

8 Manetti 2011, S. 9–16.

9 Edelstein 1931; Edelstein 1935.

dass vielmehr seit dem Hellenismus das Idealbild des koischen Arztes die reale Autorschaft einzelner »hippokratischer« Ärzte überstrahlt habe. Diese »skeptische« Theorie ist bis heute nicht widerlegt worden, und sie erklärt die Befunde am plausibelsten.

Die Schriftengruppe wird zwar weiterhin konventionell als »Werke des Hippokrates« oder als Corpus Hippocraticum bezeichnet, doch tatsächlich versammelt sie einen Großteil der vorhellenistischen, in sich sehr diversen griechischen Medizin. Ob man mit Philip van der Eijk so weit gehen sollte, die Bezeichnung »hippokratische Medizin« oder »hippokratische Ärzte« nicht mehr zu verwenden, bleibe dahingestellt.[10] Der Begriff »hippokratisch« ist nicht nur praktisch, sondern wird auch der Bewertung der Schriften in den verschiedenen Rezeptionsstufen (Hellenismus, Galen, Spätantike, christliches und arabisches Mittelalter, Renaissance und Frühe Neuzeit) gerecht. Mag Hippokrates eine mehr legendarische als reale Gestalt, das Corpus Hippocraticum ein sehr spätes und noch dazu amorphes Gebilde sein, die okzidentale und die orientalische Medizin sahen sich über viele Jahrhunderte in einer idealisierten hippokratischen Tradition.

Grundzüge der hippokratischen Medizin

Das Corpus Hippocraticum, mit der »skeptischen« Theorie nunmehr und endgültig eines namensgebenden (Haupt-) Autors beraubt, weist gleichwohl einige gemeinsame for-

10 Eijk 2016.

male und inhaltliche Züge auf. Zu nennen ist zunächst die »klinische« Perspektive. Hippokratische Ärzte waren (auch) am Krankenbett (*kline*) tätig. Hier beobachteten sie Krankheitszeichen, sammelten Erfahrung und entwickelten darauf aufbauend Theorien und Konzepte. Ein weiteres wichtiges Merkmal der hippokratischen Medizin ist, dass sie eine schriftliche Kunst war. Fach- und Lehrtexte, oft entwickelt aus Notizen, dienten zum Unterricht, sowohl von ärztlichen Kollegen und Schülern als auch interessierter Laien und der Öffentlichkeit. Ein drittes Merkmal der hippokratischen Medizin ist ihre »Rationalität«, die freilich nicht im modernen Sinne (miss)verstanden werden darf. Im Sinne einer naturkundlichen, nicht naturwissenschaftlichen Betrachtungsweise wurden körperliche und auch seelische Vorgänge beim Gesunden wie beim Kranken auf natürliche Kausalitäten zurückgeführt (Elemente, Qualitäten oder Körpersäfte), und die menschliche Natur (*physis*) galt als in den großen Rahmen der Umwelt, der Jahreszeiten und des Kosmos, in Klima, Diätetik und Vererbung eingespannt (mit diversen Kräften und Elementen, die direkt auf den Körper einwirkten).

Im Gegensatz zu den älteren Formen von Medizin, wie sie im Alten Ägypten und Mesopotamien entwickelt und von den Griechen auch wahrgenommen worden waren, spielten in der hippokratischen Medizin übernatürliche Wesen (Dämonen oder Gottheiten) keine direkte Rolle. Diese Heilkunde war religionsneutral, weshalb sie in späteren Jahrhunderten problemlos in christlichen, islamischen und jüdischen Kontexten rezipiert werden konnte – doch sie war gleichwohl nicht »atheistisch«. Die hippokratische Medizin fügte sich durchaus in den Rahmen des traditionellen Götterglaubens ein: Es wurde dazu ermuntert, Kranke in die Tempel zu tragen und zu beten, aber der Arzt tat mehr und er wusste auch, dass mehr von ihm erwartet wurde. Als mythischer Ahnherr der Ärzte galt Asklepios, aber der eigentliche Gott der Hippokratiker ähnelte dem Gott der Philosophen, keiner personalisierten Wesenheit, sondern eher einem zugrunde liegenden Wirkprinzip, mitunter direkt als »Natur« bezeichnet.

Die Themenfelder der hippokratischen Medizin reichen, wie schon skizziert, von der Ätiologie, Diätetik, Therapeutik und Chirurgie über die Deontologie bis zur Semiotik, der »Kunst der Zeichendeutung«. Die hippokratische »Heilkunst« (*iatrike techne*) lässt sich unter drei Hauptaspekten systematisch fassen. Zum Ersten bildete sie Theorien und Konzepte aus, mit denen die physische Welt, aber auch das Geschehen im Körperinneren, die Bewegungen der Säfte und vieles mehr, ferner das Klima zu verstehen sind. Hier spielte das erwähnte Denken in natürlichen Kausalitäten eine entscheidende Rolle. Ein zweiter systematischer Gesichtspunkt betrifft die Fähigkeiten, die von der hippokratischen Medizin vermittelt wurden. Die Rede ist von der Kunst der Prognose, der Diagnose und der Therapie, letztere verstanden als Diätetik, Pharmakotherapie und Chirurgie. Allerdings finden sich in der frühen hippokratischen Medizin des 5. und 4. Jahrhunderts v. Chr. noch keine »Spezialisten«, etwa ausschließlich chirurgisch tätige Ärzte; derartige Differenzierungen sollten sich erst in hellenistischer Zeit bilden.

Die medizinischen Inhalte und Fertigkeiten galten in der hippokratischen Medizin als lehr- und lernbar, wie es sich für eine antike *techne* gehört; darauf, warum die Prognose hier an erster Stelle zu nennen ist, gehe ich auf S. 22 ein. Zuvor sei ein dritter systematischer Aspekt erwähnt – die Selbstreflexion: Hippokratische Ärzte verfügten über vergleichsweise bescheidene Mittel. Wichtigste »Instrumente« waren Beobachtung mit den (fünf) Sinnen, Kombinationsgabe, Erfahrung und Erinnerung (an ähnlich gelagerte Fälle) – allgemein die Verstandeskräfte. Technische Fertigkeiten wie manuelle Geschicklichkeit und vielfältige Therapieverfahren kamen hinzu, denn ein Arzt musste auch etwas können. Ein Beispiel mag dies verdeutlichen. Ein hippokratischer *Aphorismus*, der 412. und damit letzte der betreffenden Sammlung, benennt die Eskalationsstufen der Therapie: »Alles, was die Heilmittel (*pharmaka*) nicht heilen, heilt das Eisen (*sideros*); alles, was das Eisen nicht heilt, heilt das Feuer (*pyr*; gemeint ist das Brenneisen); was aber das Feuer nicht heilt, muss als unheilbar (*aniata*) gelten« (7,87).[11]

Die Heilbarkeit einer Krankheit bemaß sich an der Stärke der therapeutischen Mittel; waren diese ausgeschöpft, bestand keine (Heil-)Option mehr. Die hippokratische Medizin hatte somit enge Grenzen, die nicht nur den (potentiellen) Patienten offensichtlich wurden, sondern das Selbstverständnis der Ärzte insgesamt entscheidend prägten. Hierbei ging es, im Unterschied zur modernen Medizinethik, die sich insbesondere mit Grenzproblemen der Medizin befasst, um den eigentlichen Kern der Heilkunde. Überlegungen zum Selbstbild, zum Anspruch und zur Realität der Medizin wurden in der »Deontologie«, im Sinne einer »Pflichtenlehre« thematisiert. Hierzu gibt es im Cor-

11 Kollesch/Nickel 1994, S. 154.

pus Hippocraticum eigene Schriften, aber deontologische Fragestellungen sind zugleich ein untrennbarer Teil zahlreicher hippokratischer Texte. Thematisiert werden das Verhalten von ärztlichen Kollegen untereinander, das Erscheinungsbild des Arztes, seine Interaktion mit Patienten und deren Angehörigen, sein Auftreten in der Öffentlichkeit und sein Prestige als Fachmann. Zur Selbstreflexion der hippokratischen Medizin gehört auch das Vermögen, Fehler und Irrtümer im eigenen Handeln zu erkennen und für die Erkenntnis nutzbar zu machen.

Die griechische Medizin – eine selbstbewusste Kunst

Die Medizin etablierte sich seit dem späten 5. Jahrhundert v. Chr. als »Kunst« (*techne*); inhaltlich griff sie Sichtweisen der Naturphilosophie auf, formal orientierte sie sich an der Sophistik. Dies bedeutete, dass die Medizin eine verschriftlichte Lehrtradition entwickelte und ihr Programm vor einem Publikum darstellte und verteidigte. Hippokratische Ärzte waren auf dem griechischen Heilermarkt eine kleine elitäre Gruppe, die um ihren Erfolg kämpfen musste. Sie agierten öffentlich im Sinne einer »Performance« und oft in Konkurrenz zu anderen Ärzten. Wichtigste Währung war für sie die professionelle Akzeptanz und das Renommee, der »Ruhm« (*doxa*), den es zu erlangen und zu bewahren galt. Unter dem Aspekt, dass der Arzt »Diener der Kunst« war, gestaltete sich das Verhältnis zum Patienten und zu dessen Umfeld. Zahlreiche Texte waren entsprechenden Hinweisen, Empfehlungen, Warnungen und auch Polemik gewidmet.

Die ärztliche Ausbildung war nicht geregelt, eine staatliche Kontrolle über die Medizin oder die Ärzte gab es nicht. Die ärztliche Tätigkeit, aus der der »Ruhm« folgen sollte, zentrierte sich auf die Professionalität der Medizin. Die zentrale Maxime lautete »Nützen oder doch wenigstens nicht schaden«; die Begrenztheit der therapeutischen Möglichkeiten war den Ärzten wie ihren Zeitgenossen stets deutlich und gab zu vielfältigen Überlegungen, etwa beim Umgang mit chronischen oder »unheilbaren« Krankheiten Anlass. Die Theorien, Konzepte und Verfahrensweisen der Medizin waren Sache der »Fachleute« (*technitai*), wurden aber auch von »Laien« (*idiotai*) verstanden. Der hippokratische Arzt wirkte anders als die moderne Medizin wesentlich näher an der Lebenswelt der Zeitgenossen; viele Konzepte der Medizin bezogen sich auf Analogien aus der Küche oder anderen allgemein zugänglichen Erfahrungsbereichen.

Die naheliegende Aufgabe des hippokratischen Arztes war die Behandlung und Heilung von Krankheiten; aber die Begrenztheit der Möglichkeiten führte seit den Anfängen der griechischen Medizin zu einer charakteristischen Gewichtung: Nicht die Diagnose, sondern die Prognose hatte den ersten Rang. Das Krankheitsgeschehen in seinem vorherigen Ablauf, seiner Gegenwart und seinem voraussichtlichen Ausgang zu erkennen, ohne den Patienten vorher zu befragen, war die wohl verblüffendste Fähigkeit des griechischen Arztes. Eine treffsichere Prognose schuf Vertrauen in die *techne* – und entlastete zugleich den Arzt von Verantwortung, falls der Patient starb und er dies richtig vorhergesagt hatte.

Zu dieser Ausgabe

Dieser Band will das weite Spektrum der hippokratischen Medizin, neben der es in der griechischen Antike keine andere gab, auf wenigen Dutzend Seiten abbilden. Aus einer Schriftengruppe von ca. sechzig Titeln im Umfang von ca. 3000 Druckseiten eine »Auswahl« von einem Prozent zu treffen, mag als ein (toll)kühnes Unterfangen erscheinen. Die hier getroffene Auswahl stützt sich ihrerseits auf eine Auswahl, die von dem Gräzisten und Experten für die hippokratische Medizin Hans Diller (1905–1977) erstmals 1962 vorgelegt wurde. Dillers Übersetzung ist philologisch und inhaltlich gleichermaßen getreu und außerdem gut verständlich, was bei Übersetzungen hippokratischer Texte nicht selbstverständlich ist. An einigen Stellen habe ich aber Änderungen vorgenommen: So übersetzte Diller das griechische Wort *iatreion* griffig und (zu) modern als »ärztliche Klinik«. Gemeint ist mit dem *iatreion* jedoch nur ein Raum, in dem der (Wander-)Arzt temporär praktizierte. Auch die Übersetzung des *Hippokratischen Eides* habe ich an mehreren Stellen verändert, hier auch unter Berücksichtigung anderer Lesarten, die in der jüngeren Vergangenheit als plausibler herausgearbeitet wurden.[12]

Die meist kurzen Textausschnitte, aus verschiedenen hippokratischen Schriften stammend, sind im Folgenden thematisch angeordnet. Daraus wird deutlich, dass wichtige Themen in verschiedenen hippokratischen Schriften und manchmal ähnlich, manchmal auch verschieden angesprochen werden. Wer das Corpus Hippocraticum vertieft

12 Jouanna 2018, S. 2–5.

kennenlernen will, gewinnt hier zumindest einen ersten Eindruck.[13]

Die im Corpus Hippocraticum ausführlich abgehandelte Frauenheilkunde und Geburtshilfe wurde – mit Ausnahme der Zeugungs- und Vererbungslehren – ausgeklammert,[14] wie auch das komplexe Feld der hippokratischen Chirurgie.[15] Der Schwerpunkt der Auswahl liegt bei den Grundlagen der hippokratischen Medizin, ihrem Selbstverständnis als »Kunst« und ihren Konzepten von Gesundheit, Krankheit, Heilung. Wichtig ist auch das in den hippokratischen Texten entworfene Selbst- und Fremdbild des Arztes in seiner Ambivalenz von Ideal und Polemik gegen Konkurrenten auf dem Heilermarkt ebenso wie gegen vermeintliche Scharlatane in den eigenen, kaum strikt zu definierenden Reihen.

Den Abschluss bildet der *Hippokratische Eid*, der hier im Gegensatz zu einer überholten traditionellen Sichtweise nicht als Gründungsdokument der antiken ärztlichen Ethik aufgefasst wird. Vielmehr verdichten sich in diesem wirkmächtigen Text Vorschriften und Vorstellungen, die in vielerlei Hinsicht mit anderen Texten des Corpus Hippocraticum übereinstimmen bzw. ihnen nicht widersprechen. Allerdings ist die Chronologie neu zu sehen: Der Eid folgte dem Corpus Hippocraticum nach, er setzte dessen Existenz

13 Andere Sammlungen von Textausschnitten: Müri 1986; Schubert/Leschhorn 2006; Gesamtausgaben einzelner Schriften, in Text und Übersetzung: s. das Literaturverzeichnis.

14 Hierfür liegt bereits eine geeignete zweisprachige Auswahlausgabe vor: Schubert/Hutter 1999.

15 Witt 2009.

bereits voraus, wie auf S. 129 ausgeführt wird. Er steht am Ende, nicht am Anfang der hippokratischen Medizin.

In den übersetzten Quellentexten finden sich hinter einzelnen Wörtern in Klammern die griechischen Bezeichnungen in vereinfachter Umschrift, zum Beispiel »Lebensweise« (*diaita*), »Gesundheit« (*hygieia*) oder »Natur« (*physis*); für die Schreibweise wurde meist die sog. attische Form, nicht die jonische gewählt. Manche dieser griechischen Wörter bzw. Wortstämme sind bis heute in der Alltagssprache präsent, oft jedoch mit einem veränderten Bedeutungsgehalt; sie hier hervorzuheben deutet auf die Wichtigkeit der Fachsprache für die sich damals entwickelnde Medizin und verweist auf die einzigartige Bedeutung der griechischen Sprache für das Denken von Wissenschaft überhaupt.

Die beigegebenen Erläuterungen skizzieren kurz den Charakter der jeweiligen hippokratischen Schrift und kommentieren einzelne Aussagen der Textausschnitte. Außerdem werden der thematische Kontext der Quellen angesprochen und Querverweise gegeben.

Die Titel der hippokratischen Schriften werden hier nur auf Deutsch angegeben; in der internationalen Forschung werden sie üblicherweise lateinisch zitiert, zum Beispiel *Über die alte Heilkunst* als *De vetere medicina* (gern auch abgekürzt als VM), was wiederum eine Übersetzung des griechischen Titels *Peri archaies iatrikes* ist. Aus Gründen der Vereinfachung habe ich bei den Stellenangaben den üblichen Hinweis auf die Gesamtausgabe von Émile Littré weggelassen.

Texte und Erläuterungen

Medizin als »Kunst«: Grundzüge, Aufgaben, Lehrbarkeit

Die Heilkunst wird erfunden: *Über die alte Heilkunst* 3

Erstens einmal wäre die ärztliche Kunst (*techne ietrike*) überhaupt nicht gefunden worden, ja, man hätte überhaupt nicht nach ihr gesucht – denn man hätte ihrer nicht bedurft –, wenn den kranken Menschen dieselbe Lebensweise und Ernährung bekömmlich wäre wie den gesunden und für sie nicht etwas anderes besser wäre. Nun aber hat die Not selbst veranlasst, dass die Heilkunst von den Menschen gesucht und gefunden wurde, weil es nämlich den Kranken nicht bekam, dasselbe zu sich zu nehmen wie die Gesunden, wie es ihnen ja auch heutzutage nicht bekommt. Und wenn wir noch weiter zurückgehen, glaube ich, dass auch die Ernährung der Gesunden, wie sie heute üblich ist, nicht gefunden worden wäre, wenn es für den Menschen genügen würde, dasselbe zu essen und zu trinken wie eine Kuh, ein Pferd oder sonst ein nichtmenschliches Wesen, nämlich das, was aus der Erde wächst … Die jetzige Ernährung (*diaitemata*) aber ist nach meiner Ansicht erst im Verlauf langer Zeit erfunden und künstlich zubereitet worden. Denn die Menschen litten viel Schlimmes von zu schwerer, für Tiere passender Nahrung, indem sie rohe, ungemischte Kost von starker Qualität (*dynamis*) zu sich nahmen, wie sie ja auch jetzt noch darunter leiden und starken Schmerzen, Krankheiten und schnellem Tod verfallen würden. Wahrscheinlich litten sie damals, weil sie daran gewöhnt waren, weniger darunter, aber schlimm ging es ihnen auch damals. Die meisten, das heißt die Menschen von schwächerer Konstitution (*physis*), starben wahrscheinlich, die Kräftigeren aber hielten es länger aus, wie ja auch heute die einen mit den schweren Speisen leicht fertig werden, die anderen aber nur unter vielen Schmerzen und Leiden.

Eben aus diesem Grund, meine ich, haben auch sie eine Ernährung gesucht, die zu ihrer Konstitution passte, und die gefunden, die wir jetzt haben. So machten sie Brot aus Weizen, indem sie ihn worfelten, schälten, mahlten, siebten, kneteten und buken, und aus der Gerste machten sie Fladen. Und indem sie noch in mancher anderen Weise die Nahrung bearbeiteten, kochten und buken sie und mischten das Starke und Ungemischte mit dem Schwächeren, indem sie alles der menschlichen Natur und Kraft anpassten, in der Überzeugung, dass die menschliche Natur zu starke Nahrung nicht bewältigen kann und dass von daher Schmerz, Krankheit und Tod kommen, von dem aber, was sie bewältigen kann, Ernährung, Wachstum und Gesundheit. Welchen richtigeren oder passenderen Namen aber sollte man dieser Forschung und dieser Erfindung wohl beilegen als den der Heilkunst (*iatrike*)? Wurde sie doch erfunden zum Besten der menschlichen Gesundheit, Erhaltung und Ernährung, als Befreiung von jener Lebensweise, von der Schmerz, Krankheit und Tod kamen.

Den Menschen studieren: *Über die alte Heilkunst* 20

Es behaupten aber einige, und zwar sowohl Ärzte als auch Wissenschaftler (*sophistai*), dass der, der nicht weiß, was der Mensch ist, unmöglich die ärztliche Kunst verstehen könne, sondern eben dieses müsse der, der die Menschen richtig behandeln will, genau studieren (*katamathein*). Mit dem, was sie da sagen, wollen sie auf Philosophie (*philosophia*) hinaus, in dem Sinne, wie Empedokles und andere über Natur geschrieben haben, nämlich was der Mensch von Ursprung her ist und wie er zuerst entstand und aus welchen Elementen er sich zusammenfügte. Ich aber glaube, das, was so ein Wissenschaftler oder Arzt über Natur gesagt oder geschrieben hat, gehört weniger zur ärztlichen Kunst als zur Schreibkunst (*graphike*), und ich meine, dass man über Natur aus keiner anderen Quelle etwas Genaues wissen kann als aus der ärztlichen Kunst. Diese Einsicht aber kann man gewinnen, wenn man die ärztliche Kunst als Ganzes in der richtigen Weise beherrscht; bis dahin aber scheint es mir noch ein weiter Weg zu sein, das heißt, bis man erforscht hat, was der Mensch ist und aus welchen Ursachen er entsteht, und das Übrige in allen Einzelheiten.

In *Über die alte Heilkunst* wird eine vermeintlich »alte«, das heißt traditionelle Medizin gegen eine »neumodische« abgegrenzt. Der Autor vertritt die Anschauung, dass die Medizin ihren Ursprung in Kochkunst und Diätetik habe, und wendet sich polemisch gegen naturphilosophisch inspirierte Konzepte, die eine Qualitätenlehre favorisieren. Ausdrücklich erwähnt wird Empedokles (um 495–435 v. Chr.), womit ein chronologischer Anhaltspunkt gegeben ist. Allerdings schwanken die Datierungsversuche für die Schrift vom späten 5. Jahrhundert v. Chr. bis zur Mitte des 4. Jahrhunderts v. Chr., inwiefern Parallelen zwischen *Über die alte Heilkunst* und platonischen Dialogen auf Abhängigkeiten zu deuten sind, ist umstritten: Émile Littré, der im 19. Jahrhundert eine griechisch-französische Gesamtausgabe des Corpus Hippocraticum schuf (Littré 1839–61), die bis heute als Referenzwerk dient, meinte in der Schrift *Über die alte Heilkunst*, insbesondere im hier zitierten Kapitel 20, die Lehren zu entdecken, auf die Platon im *Phaidros* anspielt. Daher setzte er diesen Text an die Spitze seiner Ausgabe, die damit nach dem Grad der vermuteten »Echtheit« geordnet war (Jouanna 2020, XLVII f.). Diese Hochschätzung von *Über die alte Heilkunst* kontrastiert mit dem eher geringen Rang, den sie in der Antike einnahm, da sie mit der als kanonisch angesehenen Schrift *Über die Natur des Menschen* nicht übereinstimmt. Die neuere Forschung tendiert dazu, *Über die alte Heilkunst* (kurz) vor 400 v. Chr., das heißt vor die Abfassungszeit der platonischen Dialoge zu datieren.

Ausgabe: Jouanna 1990; Schiefsky 2005.
Literatur: Craik 2015, S. 280–285; Fichtner 2017, Nr. 1; Golder 2007, S. 27–29; Jouanna 1999, S. 375 f.; Maucolin 2009.

Der Wert schriftlicher Aufzeichnungen: *Epidemien* 3,16

Ich meine, dass ein wichtiger Bestandteil der ärztlichen Kunst auch die Fähigkeit ist, über die schriftlichen Aufzeichnungen (*gegrammena*) richtig zu urteilen (*orthos skopein*). Denn wer sie richtig beurteilt und anwendet, kann, so scheint mir, keine großen Fehler in der Kunst machen. Man muss jede einzelne Wetterlage und dazu die Krankheit genau studieren und erkennen, was in der Wetterlage und in der Krankheit zum Guten und was in ihnen zum Schlechten zusammenwirkt, welche Krankheit langwierig und tödlich, welche langwierig und heilbar, welche akut und tödlich, welche akut und heilbar ist. Man hat die Möglichkeit, mithilfe dieser Erwägungen die Ordnung (*taxis*) der Krisentage zu erkennen und danach Voraussagen zu machen (*prolegein*). Wer hierin Einsicht hat, kann wissen, welche Kranken er wann und wie behandeln (*diaitan*) muss.

Die *Epidemien*-Bücher, sieben an der Zahl, die in drei Gruppen angeordnet sind (1 und 3; 2, 4 und 6; 5 und 7) gehören zu den umfangreichsten und wirkmächtigsten Schriften des Corpus Hippocraticum; ihr Inhalt und ihre Struktur sind heterogen und vielschichtig, weshalb sie in der Systematik der hippokratischen Schriften bei Erotian (1. Jahrhundert n. Chr.) unter den »vermischten« (*epimikta*) eingeordnet sind (Nachmanson 1918, S. 9). Dem Titel entsprechend geht es um jeweils »vorherrschende Krankheiten« – so die Grundbedeutung von *epidemiai*; in diesem Sinn verstand auch Galen in einem *Epidemien*-Kommentar das Wort *epidemiai* (Wenkebach/Pfaff 1956, S. 5). In einer Nebenbedeutung meint *epidemiai* auch die ausgedehnten Reisen und Aufenthalte hippokratischer Wanderärzte an verschiedenen Orten. Die *Epidemien* setzen das Krankheitsgeschehen einzelner Regionen oder Orte in direkte Beziehung zu klimatischen Gegebenheiten (Jahreszeiten, Meteorologie, Astronomie) und anderen Umwelteinflüssen (Luft, Wasser, Topographie). Außerdem finden sich darin aphoristisch gestaltete Aussagen über Art, Inhalt, Ziele und Problemfelder medizinischen Handelns. Zentrale Themen sind die Semiotik (Zeichen von Krankheiten), die Prognose und die Vorstellung einer »Reifung«, etwa durch »Kochung« (*pepsis*) von Krankheitsmaterie. Am Ende einer

Krankheit steht der Tod oder die *krisis* (»Entscheidung«), die zur Heilung führt. Einen wichtigen Bestandteil der *Epidemien* bilden schließlich Fallgeschichten, in denen individuelle Krankheitsfälle, meist mit Namen der Erkrankten nach Art eines Krankenjournals dargestellt werden.

Alle diese Merkmale finden sich bei den überwiegend auf Thasos lokalisierten *Epidemien* 1 und 3. Bereits für antike Kommentatoren war offensichtlich, dass diese beiden Schriften vom selben Autor stammten; in der neuen maßgeblichen Ausgabe (Jouanna/Anastassiou/Gardasole 2016) ist überzeugend dargestellt, dass es sich nicht um zwei getrennte Werke *eines* Autors handelt, sondern um *ein einziges* Werk, das in der frühen antiken Überlieferung künstlich getrennt wurde. Aufgrund innerer Elemente können *Epidemien* 1 und 3 in die Zeit um 410 v. Chr. datiert werden.

Ausgabe: Jouanna/Anastassiou/Gardasole 2016.
Literatur: Baader/Winau 1989; Craik 2015, S. 63–67; Edelstein 1931; Fichtner 2017, Nr. 6 und 7; Golder 2007, S. 36–39; Jouanna 1999, S. 397 f.; Langholf 1990.

Natur, Ernährung, Sport: *Über die Lebensweise* 1,2

Ich behaupte: Wer richtig über die Lebensweise (*diaita*) des Menschen schreiben will, muss zuerst die Natur des Menschen vollständig erkennen und durchschauen. Er muss erkennen, woraus sie ursprünglich besteht, und durchschauen, von welchen Faktoren sie jeweils beherrscht wird. Denn wenn er ihre ursprüngliche Zusammensetzung nicht erkennt, so wird er auch nicht fähig sein, zu erkennen, was durch sie verursacht wird, und wenn er nicht das im Körper gerade Vorherrschende erkennt, so wird er nicht imstande sein, dem Menschen das ihm Zuträgliche zu verordnen. Das also muss der Schriftsteller erkennen, ferner die Wirkungen aller Speisen und Getränke, von denen wir leben, die sie im Einzelnen nach ihrer Natur und infolge der menschlichen Bearbeitung haben. Denn man muss wissen, wie man den von Natur starken Nahrungsmitteln ihre Kraft nehmen und wie man andererseits den schwachen durch Bearbeitung Kraft zusetzen muss, wie es in jedem einzelnen Fall passend ist.

Aber wenn man das bisher Gesagte erkannt hat, so reicht das doch noch nicht für die Behandlung des Menschen aus, weil der Mensch nicht einfach durch Regelung seiner Ernährung gesund sein kann, wenn er sich nicht auch körperlich betätigt. Denn Nahrung und körperliche Übung (*ponoi*) haben einander entgegengesetzte Wirkung und treten in ihrem Einfluss auf die Gesundheit miteinander in Wettbewerb. Körperliche Übung zehrt ihrer Natur nach das Vorhandene auf, Speisen und Getränke aber gleichen den Verlust aus. Man muss, wie sich daraus ergibt, die Wirkung der natürlichen und der willkürlichen körperlichen Übungen genau kennen und wissen, welche von ihnen das Fleisch zur Zunahme und welche es zur Abnahme bringen, und nicht nur das, sondern auch das richtige Verhältnis der körperlichen Betätigung zur Menge der Nahrung, zur Konstitution des Menschen, zu seinem Alter, zu den Jahreszeiten (*horai*), zum Umschlag (*metabolai*) der Winde (*pneumata*), zur Lage des Landes, in dem er lebt, und zur klimatischen Beschaffenheit (*katastasis*) des Jahres muss man kennen. Ferner muss man den Auf- und Untergang der Gestirne kennen, damit man sich darauf versteht, Änderung und

Übermaß bei Speisen und Getränken, bei Winden und im ganzen Kosmos (*kosmos*) zu beachten, weil daraus den Menschen die Krankheiten entstehen. Aber auch wer all dieses verstanden hat, hat doch noch nicht hinreichend herausgefunden, worauf es ankommt. Denn wenn man nach diesen Grundsätzen für jede einzelne Konstitution das richtige Maß der Ernährung und die angemessene Zahl von körperlichen Anstrengungen finden könnte, ohne zu viel oder zu wenig zu tun, so hätte man die Regeln der Gesundheitsführung für die Menschen in exakter Weise gefunden.

Nun ist aber das vorher Genannte zwar alles nach seiner Beschaffenheit gefunden, dieses Letzte zu finden aber ist unmöglich. Freilich wenn man dabei wäre und zusähe, wie der Mensch sich auszieht und auf den Übungsplätzen Sport treibt, so könnte man erkennen, wie man ihn gesund erhalten muss, indem man da etwas wegnimmt und dort etwas zusetzt. Wenn man aber nicht dabei ist, so ist es unmöglich, mit vollkommener Exaktheit Nahrung und körperliche Übung zu verschreiben; denn wie weit man es überhaupt finden kann, habe ich ja ausgeführt. Aber wenn das richtige Verhältnis zwischen Nahrung und Übung sich nur ein kleines bisschen verschiebt, so muss der Körper im Lauf der Zeit vom Übermaß des einen überwältigt werden und in Krankheit verfallen. Die anderen medizinischen Schriftsteller haben ihre Forschungen zwar bis zu diesem Punkt ausgedehnt, richtig gesagt aber haben sie auch das nicht. Ich aber habe es entdeckt und die Möglichkeit gefunden, noch vor der Erkrankung des Menschen durch ein solches Übermaß festzustellen (*prodiagnosis*), nach welcher Seite sich bei ihm das Verhältnis verschoben hat. Denn die Krankheiten befallen den Menschen nicht sofort, sondern sie sammeln sich allmählich und brechen dann mit einem Schlag aus. Ich habe nun entdeckt, was im Menschen vor sich geht, bevor die Gesundheit in ihm von der Krankheit überwältigt wird, und habe gefunden, wie man seine Gesundheit in diesem Zustand wieder in Ordnung bringen kann.

Die umfangreiche Schrift *Über die Lebensweise* besteht aus vier Büchern, von denen das vierte der medizinischen Traumdeutung gewidmet ist (vgl. S. 62). Hauptgegenstand ist eine medizinische Anthropologie, auf die die Lebensweise (*diaita*) abgestimmt werden soll. Das hier zitierte programmatische Kapitel zeigt Anklänge an andere hippokratische Schriften, in denen Konstitution und Umweltfaktoren thematisiert werden. Ob Platon (*Phaidros* 270b–c) auf diese Stelle als Lehrmeinung des Hippokrates anspielt, womit es sich um eine »echte« Schrift des Koers handeln würde, wie in der Forschung gelegentlich behauptet wird (Smith 2002, S. 44–50), lässt sich nicht belegen. Datiert wird *Über die Lebensweise* in das ausgehende 5. oder frühe 4. Jahrhundert v. Chr.

Ausgabe: Joly/Byl 1984, S. 122–157.
Literatur: Craik 2015, S. 266–276; Fichtner 2017, Nr. 36; Golder 2007, S. 68–74; Jouanna 1999, S. 408 f.

Was den Arzt vom Laien unterscheidet: *Über die Winde* 1

Es gibt gewisse Künste (*technai*), die für die Ausübenden beschwerlich, aber für alle, die sich ihrer bedienen, nützlich sind und die für die Laien (*demotai*) ein allgemeiner Vorteil, für die sie Betreibenden aber unangenehm (*lyperai*) sind. Zu diesen Künsten gehört die, welche die Griechen Heilkunst nennen. Denn der Arzt sieht Schreckliches (*deina*), berührt Unangenehmes (*aedea*) – und erntet (*karpoutai*) aus fremdem Unglück (*xymphorai*) eigenes Leid (*lypai*). Die Kranken aber werden durch die Kunst vor dem größten Unheil bewahrt, vor Krankheiten, Leid, Mühsal und Tod. Denn mit all dem hat die Heilkunst den Kampf aufgenommen. Die Schwächen dieser Kunst zu erkennen ist schwer, ihre Vorzüge aber sind leicht zu erkennen, und zwar können die Schwächen nur die Ärzte durchschauen und nicht die Laien. Denn sie kommen nicht aus dem Körper, sondern aus dem Geist (*gnome*). Was man mit der Hand ausführen (*cheirourgesai*) muss, bedarf nur der Gewöhnung; denn die Gewohnheit (*ethos*) ist die beste Schule (*didaskaleion*) für die Hände. Aber für die Beurteilung der ganz unsichtbaren und besonders schwierigen Krankheiten ist man mehr auf Mutmaßung (*doxa*) als auf technische Geschicklichkeit (*techne*) angewiesen, und dabei ist ein besonders großer Unterschied zwischen Erfahrung (*peira*) und Unerfahrenheit (*apeiria*).

Eines der hierher gehörigen Probleme ist folgendes: Was ist eigentlich die Ursache (*aition*) der Krankheiten? Und was ist der Anfang und die Quelle der körperlichen Leiden? Wenn man nämlich die Ursache der Krankheit kennt, so ist man imstande, das dem Körper Zuträgliche zu verordnen; denn dann kennt man das, was der Krankheit entgegengesetzt ist, und diese Heilmethode ist ganz der Natur gemäß. … Das Gegenteil ist Heilmittel seines Gegenteiles (*ta enantia ton enantion iemata*). Denn die Heilkunst besteht im Wegnehmen und Zusetzen, im Wegnehmen des Überschüssigen und im Zusetzen des Fehlenden. Wer das am besten macht, ist der beste Arzt, und wer es am meisten daran fehlen lässt, ist am weitesten in der Kunst zurückgeblieben.

Die Schrift *Über die Winde* thematisiert in Form einer kunstvoll gestalteten Rede nach Art des Gorgias (um 480–380 v. Chr.) das Wirken der »Winde« (*physai*) im Körper; der Titelbegriff ist am ehesten mit »eingesperrte Luft« zu übersetzen. Die »Winde« seien für alle Krankheiten verantwortlich, von den Seuchen (s. S. 52) bis hin zur Heiligen Krankheit (s. S. 97). Inhaltlich bestehen deutliche Anklänge an die vorsokratische Naturphilosophie; die Rolle der Luft (*aer* oder *pneuma*) als »Prinzip« (*arche*) betonten Anaximenes von Milet (um 585–528/525 v. Chr.) und Diogenes von Apollonia (um 499–428 v. Chr.; DK 13 A 4; DK 13 B 2). Ähnlichkeiten bestehen auch mit anderen hippokratischen Texten sowie mit Platons *Staat* (405d).

Im zitierten Abschnitt entwirft der Autor das Gesamtbild der Medizin; in einem in der antiken Literatur häufiger zitierten Satz wird die besondere Herausforderung des Arztes charakterisiert. Es handelt sich hierbei weniger um den Aspekt der Empathie als um ein Plädoyer für professionelle Distanz. Sodann findet sich das Therapieprinzip »Gegensätzliches mit Gegensätzlichem«, das eine bis in die Moderne reichende Traditionslinie haben sollte. Die Schrift *Über die Winde* spielt seit der Entdeckung des *Anonymus Londinensis / Menon* (1893) eine wichtige Rolle in der Echtheitskritik, wie in der Einleitung dargestellt (s. S. 14). Datiert wird die Schrift vor 400 v. Chr.

Ausgabe: Jouanna 1988, S. 102–125.
Literatur: Althoff 2011, S. 302 f.; Craik 2015, S. 97–102; Fichtner 2017, Nr. 27; Golder 2007, S. 59 f.; Jouanna 1999, S. 378.

Leitprinzipien der Heilkunde: *Über die Kunst* 3

Und zwar will ich zuerst definieren, was nach meiner Ansicht die ärztliche Kunst (*ietrike*) ist: die Kranken gänzlich von ihren Leiden zu befreien, die Heftigkeit der Krankheiten abzustumpfen und bewusst keine Behandlung zu versuchen bei denen, die von den Krankheiten überwältigt sind (*to me encheireein toisi kekratemenoisin hypo ton nosematon*). Dass sie also dieses vollbringt und durchaus imstande ist, es zu vollbringen, darüber wird nun meine übrige Rede (*logos*) gehen. In der Darlegung des Charakters der Heilkunst werde ich gleichzeitig auch die Reden derer, die glauben, sie schmähen zu können, zunichtemachen, und zwar überall da, wo ein jeder von ihnen etwas auszurichten meint.

Die in polemischem Ton gehaltene Rede verteidigt die Medizin als *techne*; hierzu gehört die selbstbewusst vorgetragene Einschätzung über lösbare und unlösbare Aufgaben der Medizin. Allerdings kann von einem generellen Behandlungsverzicht von als »unheilbar« eingestuften Krankheiten, auch wenn dies in *Über die Kunst* so klingen mag, in der hippokratischen Medizin keine Rede sein (s. S. 77). Als Autor ist ein sophistisch gebildeter Mediziner zu vermuten, eine Zuschreibung an Protagoras, Hippias oder Herodikos von Selymbria bleibt spekulativ. Datiert wird *Über die Kunst*, wie *Über die Winde*, in die letzten Jahrzehnte des 5. Jahrhunderts v. Chr.

Ausgabe: Jouanna 1988, S. 224–242.
Literatur: Althoff 2011, S. 303–305; Craik 2015, S. 35–40; Fichtner 2017, Nr. 24; Golder 2007, S. 56 f.; Jouanna 1999, S. 377 f.

Innen und Außen: Körper und Säfte, Kosmos und Klima

Die vier Körpersäfte: *Über die Natur des Menschen* 2.4.7

Unter den Ärzten sagen die einen, dass der Mensch nur Blut ist, die anderen, er sei Galle, manche aber auch, er sei Schleim ... Ich aber sage, wenn der Mensch Eins (*hen*) wäre, würde er niemals Schmerzen haben; denn es gäbe nichts, wodurch er Schmerz empfinden könnte, wenn er Eins wäre.

...

Der Körper des Menschen hat Blut (*haima*) und Schleim (*phlegma*) und gelbe (*xanthe*) und schwarze Galle (*melaina chole*), und das ist die Natur seines Körpers, und dadurch hat er Schmerzen und ist gesund. Am gesundesten ist er, wenn diese [Säfte] im richtigen Verhältnis ihrer Kraft (*dynamis*) und ihrer Quantität (*plethos*) zueinander stehen und am besten gemischt (*memigmena*) sind. Schmerzen hat er, wenn etwas von ihnen zu viel oder zu wenig vorhanden ist oder sich im Körper absondert und nicht mit dem Ganzen vermischt ist. Denn notwendigerweise wird, wenn etwas von diesen [Säften] sich absondert und für sich bleibt, nicht nur der Körperteil, von dem es sich absondert, krank, sondern es bereitet auch an der Stelle, wo es sich sammelt und wohin es sich ergießt, durch Überfüllung Schmerz und Beschwerden. Und auch wenn aus dem Körper von diesen Bestandteilen mehr herausfließt, als er im Übermaß hat, macht die Entleerung Schmerz. Wenn andererseits die Entleerung (*kenosis*), die Ortsveränderung (*metastasis*) und die Abscheidung (*apokrisis*) von den anderen Stoffen im Innern des Körpers stattfindet, so muss das nach dem Gesagten den Stellen doppelten Schmerz bereiten, von denen etwas sich absonderte und wohin es übermäßig floss.

...

Der Schleim wächst im Menschen im Winter. Von den Bestandteilen des Körpers ist er dem Winter am verwandtesten; denn er ist am kältesten. Folgendes ist ein Beleg (*tekmerion*) dafür, dass der Schleim am kältesten ist: Wenn man Schleim, Galle und Blut anfasst, so wird man finden, dass der Schleim am kältesten ist. Er ist auch am klebrigsten, und es braucht am meisten Gewalt, ihn hervorzutreiben, abgesehen von der schwarzen Galle ... Dass aber der Winter den Körper mit Schleim füllt, kann man an Folgendem erkennen: Was die Menschen im Winter speien und ausschneuzen, ist am schleimigsten. Auch werden die Schwellungen häufig in dieser Jahreszeit weiß, und auch die anderen Krankheiten werden schleimig. Im Frühling bleibt der Schleim im Körper noch kräftig, und das Blut ist im Wachsen. Denn die Kälte lässt nach und der Regen nimmt zu, und das Blut wächst entsprechend durch den Regen und das warme Wetter. Denn diese Zeit des Jahres entspricht am meisten seiner Natur, weil es feucht und warm ist. Das kann man an Folgendem erkennen: Die Menschen werden im Frühjahr und Sommer am meisten von der Ruhr (*dysenteriai*) ergriffen, das Blut fließt ihnen aus der Nase, und sie sind sehr warm und rot. Im Sommer hat das Blut noch Kraft, und die Galle steigt im Körper an und dehnt sich bis zum Herbst aus. Im Herbst vermindert sich das Blut; denn der Herbst ist seiner Natur entgegengesetzt. Die Galle aber beherrscht den Körper im Sommer und im Herbst. Das kann man an Folgendem erkennen: Die Menschen erbrechen von selbst in dieser Jahreszeit Galle, und bei der Einnahme von Abführmitteln wird viel Galle abgeführt; außerdem sieht man es an den Fiebern und an der Farbe der Menschen. Der Schleim aber ist im Sommer am schwächsten. Denn seiner Natur ist die Jahreszeit, die trocken und warm ist, entgegengesetzt. Im Herbst aber hat der Mensch die geringste Menge Blut in sich. Denn der Herbst ist trocken und beginnt bereits den Menschen abzukühlen. Die schwarze Galle aber ist im Herbst in größter Menge vorhanden und am stärksten. Wenn aber der Winter einsetzt, wird die Galle abgekühlt und geht zurück und der Schleim wächst wieder infolge der Menge des Regens und der Länge der Nächte.

Dies alles hat der Körper des Menschen immer in sich; je nach dem Wechsel der Jahreszeiten wird es bald mehr, bald weniger, ein jedes zu seinem Teil und nach seiner Natur. Denn wie das Jahr als Ganzes an allem teilhat, am Warmen und am Kalten, am Trockenen und am Feuchten ..., so könnte auch der Mensch nicht mehr leben, wenn irgendeiner der zu ihm gehörigen Stoffe verschwände. Im Jahr herrscht bald der Winter vor, bald der Frühling, dann wieder der Sommer, dann wieder der Herbst: So herrscht auch im Menschen bald der Schleim, bald das Blut, bald die Galle, zuerst die gelbe, dann die sogenannte schwarze. Das deutlichste Zeichen (*martyrion saphestaton*) dafür ist: Wenn man dem Menschen dasselbe Mittel viermal im Jahr gibt, so wird er im Winter ganz schleimig erbrechen, im Frühling ganz feucht, im Sommer ganz gallig, im Herbst ganz schwarz.

Charakteristisch für das Körperkonzept der hippokratischen Medizin ist, dass es anders als in der Moderne (seit der Renaissance) nicht primär vom anatomischen Aufbau ausgeht, sondern die Rolle von Säften verschiedener Art und Zahl betont. Die Schrift *Über die Natur des Menschen* benennt erstmals vier (ohne übrigens ein Wort für »Saft« zu verwenden): Blut, Schleim, Gelbe Galle und Schwarze Galle – in der bis in die Neuzeit reichenden hippokratischen Tradition begründen sie ein kanonisches Viererschema. Insbesondere Galen erhob die Viersäftelehre, kombiniert mit der Qualitätenlehre, zum Dogma (hippokratisch-galenische Medizin). Diese Vorstellung war bereits im 2. Jahrhundert n. Chr. so dominant, dass, wie in der Skizze der Echtheitskritik erwähnt (s. S. 16), ein davon abweichendes Quellenzeugnis wie *Anonymus Londinensis / Menon* als »falsch« abgetan wurde. Das Viererschema galt stets als »echt« hippokratisch. Es war plausibel, weil mit der Lebenswelt vereinbar, symmetrisch, ausbaubar und anschlussfähig.

Es gab seit der Antike die Vorstellung von vier Elementen (Erde, Feuer, Luft, Wasser), vier Qualitäten (warm/kalt, feucht/trocken), vier Jahreszeiten, vier Lebensaltern. In der Neuzeit gesellte sich die bis heute populäre Lehre von den vier charakterlichen Temperamenten (wörtlich: »Mischungen«) hinzu, die in ihrer Begrifflichkeit den unmittelbaren Bezug zu den Körpersäften erkennen lässt: So gibt es den Sanguiniker (Blut), den Choleriker (Galle), den Phlegmatiker (Schleim) und den Melancholiker (Schwarze Galle).

Datiert wird die Schrift *Über die Natur des Menschen* (zum Inhalt s. auch S. 14) in die letzten Jahrzehnte vor 400 v. Chr.

Ausgabe: Jouanna (1975), S. 164–221.
Literatur: Craik 2015, S. 207–213; Fichtner 2017, Nr. 25; Golder 2007, S. 57 f.; Jouanna 1999, S. 399 f.; Schöner 1964.

Die vier »Qualitäten«: *Über die Lebensweise* 1,33

Die Altersstufen (*helikiai*) verhalten sich folgendermaßen zueinander: Das Kind ist aus Feuchtem und Warmem gemischt, weil es aus diesen [Elementen] entstanden und in diesen gewachsen ist. Am feuchtesten und wärmsten ist, was der Entstehung am nächsten steht, und es wächst am meisten, und entsprechend ist es mit den nächsten Altersstufen. Der junge Mensch ist warm, weil die Zufuhr des Feuers (*pyr*) die des Wassers (*hydor*) überwiegt, und trocken, weil die Feuchtigkeit aus der Kindheit bereits verzehrt ist, teils für das Wachstum des Körpers, teils durch die Bewegung des Feuers, teils von den körperlichen Anstrengungen. Der Mann ist, wenn der Körper auf der Höhe der Entwicklung steht, trocken und kalt, weil die Zufuhr des Warmen nicht mehr vorherrscht, sondern stehen geblieben ist. Da das Wachstum des Körpers zum Stillstand gekommen ist, ist er abgekühlt. Aus der frühen Jugend ist das Trockene noch in ihm vorhanden; da er aber noch nicht die Feuchtigkeit von dem folgenden Alter und der in ihm auftretenden Zufuhr des Wassers hat, wird er durch die Trockenheit beherrscht. Die alten Leute sind kalt und feucht, weil das Feuer weggeht und das Wasser kommt und weil das Trockene sich entfernt und das Feuchte sich einstellt.

Die vier Lebensaltersstufen des Menschen, hier als diejenigen des Mannes verstanden, werden in Beziehung zu dem Viererschema der Qualitäten warm, kalt, trocken und feucht gebracht. Im Unterschied zur Viersäftelehre der Schrift *Über die Natur des Menschen* ist hier jedoch nicht von Säften die

Rede, sondern nur von den beiden Elementen Feuer und Wasser, die mit ihrer An- bzw. Abwesenheit die erwähnten Qualitäten hervorbringen. Bemerkenswert ist zudem, dass das Lebensalter des Mannes als »kalt« und »trocken«, dasjenige des Greises als »kalt« und »feucht« bezeichnet wird, wohingegen das Greisenalter in der übrigen medizinischen Literatur und der späteren Tradition überwiegend als »kalt« und »trocken« aufgefasst wird.

Zur Schrift *Über die Lebensweise* s. S. 37.

Ausgabe: Joly/Byl 1984, S. 122–157.
Literatur: s. S. 37.

Mumps auf Thasos?: *Epidemien* 1,1

Auf Thasos gab es im Herbst zur Zeit der Tagundnachtgleiche bis zum Plejadenuntergang reichlich und ununterbrochen sanften Regen bei Südwind, im Winter Südwind, wenig Nordwind, Trockenheit; im Ganzen entwickelte sich die Wetterlage während des Winters so wie gewöhnlich im Frühjahr. Im Frühjahr gab es Südwind, Kälte, wenig Regen; der Sommer war meistens bewölkt, regenlos. Die Etesien wehten selten, schwach und mit Unterbrechungen.

Da das Wetter im Ganzen zu Südwind und Trockenheit neigte, traten zu Beginn des Frühlings nach der vorhergehenden entgegengesetzten Wetterlage, die unter dem Einfluss des Nordwinds stand, bei einigen wenigen Menschen Brennfieber (*kausoi*) auf, die durchaus gutartig verliefen; einige bekamen auch Blutungen, aber sie starben nicht daran. Bei vielen zeigten sich einseitige und beidseitige Schwellungen (*eparmata*) an den Ohren, bei den meisten ohne Fieber, so dass sie nicht zu liegen brauchten. Manche hatten auch etwas Temperatur. Bei allen erlosch die Krankheit, ohne ihnen zu schaden, und bei keinem kam Eiter wie bei Schwellungen aus anderen Gründen. Die Schwellungen waren weich, groß und ausgedehnt, ohne Entzündung und Schmerz. Sie verschwanden bei allen, ohne Spuren zu hinterlassen. Sie befielen Kinder, junge Leute, Erwachsene, darunter vor allem die, die in der Palästra und in Gymnasien Sport trieben; Frauen befielen sie nur selten. Viele bekamen trockenen Husten ohne Auswurf, ihre Stimme war heiser. Binnen Kurzem, bei einigen auch nach längerer Zeit, traten schmerzhafte Entzündungen in einem Hoden, bei manchen auch in beiden auf; manche bekamen Fieber, manche nicht. Den meisten machten diese Erscheinungen starke Beschwerden. Im Übrigen traten keine Krankheiten auf, die die Leute zum Besuch des ärztlichen Behandlungsraums (*iatreion*) veranlasst hätten.

Die Insel Thasos mit der gleichnamigen Stadt liegt in der nördlichen Ägäis vor der thrakischen Küste. Der Autor der *Epidemien* 1 und 3 (zum Werk s. S. 33) war dort drei Jahre tätig, wie sich aus dem Text entnehmen lässt. Die Etesien (*etesiai*, wörtlich »die Jährlichen«) sind Nord-/Nordwestwinde, die regelmäßig in der heißesten Zeit des Jahres wehen. Von der Schilderung der klimatischen Verhältnisse wendet sich der Autor umstandslos dem Krankheitsgeschehen zu. Die »Schwellungen an den Ohren« der Jünglinge und Männer deuten vermutungsweise auf Mumps (modern: Parotitis epidemica, eine Viruskrankheit); hierzu passt die in der Moderne als typische Komplikation bekannte und vom hippokratischen Autor erwähnte ein- oder beidseitige Orchitis.

Dass nur sehr wenige Frauen von diesen Schwellungen an den Ohren betroffen waren, bringt der Autor mit der Lebensweise in Zusammenhang: Die Jungen und Männer bewegten sich gemeinsam in öffentlichen Räumen, die Frauen, so ist zu ergänzen, blieben zu Hause. Das Phänomen der Ansteckung, das der moderne Betrachter hier unwillkürlich ergänzt, ist im Text weder implizit noch explizit erkannt oder benannt.

Die Wirkungsstätte des (Wander-)Arztes, griechisch *iatreion*, ist weder »Klinik« noch »Krankenhaus« oder »Praxis«, sondern ein Behandlungsraum, der gewisse (einfache) Voraussetzungen betreffend Licht und Luft erfüllen musste (s. S. 86). Das *iatreion* als ärztliche Wirkungsstätte wird auch von Platon verschiedentlich erwähnt; es entspricht dem *ergasterion*, der Werkstatt des Handwerkers. Der Komödiendichter Aristophanes spricht analog hierzu ironisch vom *phrontisterion*, der »Denkerstube« des Sophisten (*Wolken* 94).

Ausgabe: Jouanna/Anastassiou/Gardasole 2016.
Literatur: s. S. 34; Grmek 1989; Leven (1992), S. 48 f.

Das Drumherum studieren: *Über die Umwelt* 1 f.

Wer der ärztlichen Kunst in der richtigen Weise nachgehen will, der muss Folgendes tun: Erstens muss er über die Jahreszeiten (*horai*) und über die Wirkungen nachdenken, die von jeder einzelnen ausgehen können. Denn sie gleichen einander in keiner Weise, sondern unterscheiden sich sehr, sowohl untereinander wie auch in der Art ihres Übergangs. Ferner muss er sich über die Winde (*pneumata*) Gedanken machen, über die warmen und die kalten, und zwar vor allem über die allen Menschen gemeinsamen, aber auch über die jedem Land eigenen. Er muss auch über die Wirkungen der Gewässer (*hydata*) nachdenken; denn wie sie sich in Geschmack und Gewicht unterscheiden, so ist auch die Wirkung eines jeden sehr verschieden. Wenn also jemand in eine Stadt (*polis*) kommt, die er nicht kennt, so muss er sich genau überlegen, wie ihre Lage (*thesis*) zu den Winden und zum Aufgang der Sonne ist.... Ferner, wie es mit den Gewässern steht, ob die Menschen sumpfiges und weiches Wasser trinken oder hartes, das von felsigen Höhen fließt, oder salziges und schwer verdauliches. Weiter die Beschaffenheit des Bodens (*ge*), ob er kahl und wasserarm ist oder dicht bewachsen und bewässert, und ob das Gelände in einer Mulde liegt und stickig ist oder hochgelegen und kalt.

Hiervon ausgehend muss man sich jede Einzelheit überlegen. Wenn nämlich jemand das richtig erkannt hat, möglichst alles oder doch das meiste, so werden ihm, wenn er in eine ihm unbekannte Stadt kommt, weder die einheimischen (*epichoria*) Krankheiten verborgen bleiben noch, wie das Leibesinnere der Bewohner beschaffen ist. Dann wird er bei der Behandlung der Krankheiten nicht ratlos sein und keine Fehler machen, was wahrscheinlich geschehen wird, wenn man dies nicht vorher weiß und nicht jedes Einzelne vorher durchdacht ist.

Nach einiger Zeit aber wird er auch sagen können, was für allgemeine (*pankoina*) Krankheiten während des Jahres in der Stadt sommers oder winters herrschen werden und welche Krankheiten für jeden Einzelnen infolge eines Wechsels seiner Lebensweise zu befürchten sind. Denn wenn er den Wechsel der Jahreszeiten und den Auf- und

Untergang der Gestirne kennt und weiß, wie jedes Einzelne hiervon vor sich geht, wird er vorher wissen (*proeideie*), welcher Art das Jahr sein wird.

Wenn jemand so forscht und sich um Vorherwissen (*proginoskon*) bemüht, dann wird er den richtigen Moment (*kairos*) des Eingreifens in jedem einzelnen Fall am besten erkennen und das meiste beim Heilen richtig treffen und nicht wenig Erfolg in seiner Kunst haben.

Wenn aber einer meint, dies sei Sterneguckerei (*meteorologa*), so sollte er doch seine Meinung ändern und einsehen, dass die Astronomie (*astronomia*) nicht wenig zur ärztlichen Kunst beiträgt. Denn zugleich mit den Jahreszeiten ändert sich auch die Beschaffenheit des Leibesinneren bei den Menschen.

Die Schrift *Über die Umwelt*, eigentlich *Über Lüfte, Gewässer, Örtlichkeiten* (*Peri aeron, hydaton, topon*) besteht aus zwei Teilen. Im ersten Teil wird der Zusammenhang zwischen Klima, Umweltfaktoren und Gesundheit in verschiedenen geographischen Einheiten dargestellt; es handelt sich um das auch den *Epidemien* zugrunde liegende Konzept. Die Darstellung ist formuliert aus der Sicht eines wandernden Arztes – er bietet damit ähnlich tätigen Kollegen eine Handreichung. Aus vielfältiger Erfahrung, zu der auch »meteorologische« und astronomische Beobachtung zählen, sollte der (Wander-)Arzt in die Lage versetzt werden, die Gesundheitsgefährdungen der Menschen aus den jeweils spezifischen örtlichen Gegebenheiten nicht nur zu erkennen, sondern auch in seiner ärztlichen Tätigkeit produktiv zu verwenden, das heißt für Prognosen nutzbar zu machen (s. S. 65). Wichtig ist dem Autor, die Erkenntnisse über die Umweltfaktoren selbständig zu erforschen; der Wanderarzt sollte nicht die Einwohner fragen, sondern beobachten und Schlüsse ziehen.

Im zweiten Teil der Schrift (hier nicht abgedruckt) werden Klima und »Sitten« (*ethea*) der in verschiedenen geographischen Räumen Europas und Asiens ansässigen Völker zueinander in Beziehung gesetzt. Das Begriffspaar von »Natur« (*physis*) und »Brauch« (*nomos*) ist für diese Zusammenhänge aufschlussreich.

Insgesamt weist die Schrift *Über die Umwelt* Parallelen zur Schrift *Über die heilige Krankheit* auf; sie wird in die Jahre vor 400 v. Chr. datiert.

Ausgabe: Diller 1970, S. 24–83.
Literatur: Craik 2015, S. 7–12; Fichtner 2017, Nr. 2; Golder 2007, S. 29 f.; Jouanna 1999, S. 374 f.

Krank durch verunreinigte Luft: *Über die Winde* 3.5.6

Die Körper aller Lebewesen und so auch die der Menschen werden von dreierlei Nahrung (*trophe*) ernährt. Diese Nahrung hat folgende Namen: Speise (*sitia*), Trank (*pota*), Luft (*pneuma*). Die Luft im Körper heißt eingesperrte Luft (*physa*), außerhalb des Körpers freie Luft (*aer*). Letztere ist unter allem und über alles der größte Herr, und es ist der Mühe wert, ihre Macht zu betrachten. Denn der Wind (*anemos*) ist der Luft Fluss und Guss. Wenn nun viel Luft ein kräftiges Strömen verursacht, dann werden die Bäume mit den Wurzeln ausgerissen durch die Gewalt der Luft und das Meer schäumt und ungeheuer große Schiffe werden zerschmettert. Solche Gewalt hat sie unter diesen Dingen. Dabei ist sie doch dem Auge unsichtbar, dem Geist aber wahrnehmbar. Denn was geschieht ohne sie, oder wovon bleibt sie fern, oder womit ist sie nicht verbunden? Ist doch alles zwischen Erde und Himmel voll von Luft (*pneuma*). Sie ist die Ursache von Winter und Sommer, indem sie im Winter hart und kalt wird, im Sommer sanft und friedlich. Ja, auch der Weg der Sonne, des Mondes und der Sterne geht durch die Luft. Denn für das Feuer ist die Luft Nahrung, und wenn das Feuer der Luft beraubt wird, kann es nicht leben. So wird auch das ewige Leben der Sonne durch die Luft in ihrer feinen Substanz gewährleistet.

Hiernach muss ich nun ausführen, dass natürlich aus keiner anderen Ursache die Krankheiten entstehen als durch die Luft, wenn sie überreichlich ist oder durch Krankheitsstoffe verunreinigt (*memiasmenon noseroisi miasmasi*) in den Körper hineinkommt …

Zunächst will ich mit der allgemeinen Krankheit anfangen, dem Fieber (*pyretos*). Denn diese Krankheit ist mit allen anderen Krankheiten verbunden. Es gibt, wenn wir auf diesem Weg vorgehen wollen, zwei Arten von Fieber, einerseits allgemeine Fieber, das Seuche (*loimos*) genannt wird, andererseits dasjenige, das die Einzelnen wegen verkehrter Lebensweise (*diaita*) befällt. An ihnen beiden ist die Luft schuld. Das allgemeine Fieber ist deswegen allgemein, weil alle dieselbe Luft einatmen und weil, wenn die gleiche Luft in gleicher Weise dem Körper beigemischt wird, auch die Fieber gleich sind. Aber vielleicht wird man sagen: Warum befallen diese Krankheiten denn nicht alle Lebewesen, sondern nur einige unter ihnen? Darauf würde ich antworten: weil sich ein Körper vom anderen und eine Natur von der anderen und eine Nahrung von der anderen unterscheidet. Denn nicht allen Gattungen der Lebewesen ist dasselbe passend oder nicht passend, sondern für die einen ist dies und für die anderen jenes bekömmlich oder unbekömmlich. Ist nun die Luft durch solche schädlichen Stoffe verunreinigt (*chroste miasmasi*), die der menschlichen Natur feindlich sind, dann werden die Menschen krank. Wenn aber die Luft für eine andere Gruppe von Lebewesen (*zoa*) nicht passt, dann erkranken diese.

Die Schrift *Über die Winde* (s. auch S. 39) betont die Wirkmacht der Luft außerhalb und innerhalb des Körpers; eingesperrte Luft sei der entscheidende Faktor in Gesundheit und Krankheit. Hierbei ist die Terminologie der titelgebenden »Luft« vielfältig und nicht allzu strikt. Wichtig und zukunftsweisend für die antike Krankheitslehre ist das Konzept der »Seuche« (*loimos*); hierfür seien Verunreinigungen (*miasmata*) in der (Atem-)Luft ursächlich. Der Begriff des *miasma* entstammt ursprünglich der religiös-kultischen Sphäre und meint eine symbolische Befleckung durch eine Blutschuld oder einen ähnlichen Frevel. Die hippokratische Medizin säkularisiert den Begriff und verengt die Bedeutung auf einen materiell verstandenen schädlichen Stoff in der Luft, der zwar nicht sichtbar, aber für die Seuchenentstehung entscheidend sei. Dieser hippokratische Gedanke begründete ein Seuchenkonzept, das sich in der gelehrten Medizin bis weit in die Neuzeit behaupten sollte. Gegenüber dem Laienkonzept der Ansteckung, die erstmals von dem zeitgenossischen Historiker Thukydides während der »Pest« in Athen (430 v. Chr.) beobachtet wurde (*Geschichte des Peloponnesischen Krieges* 2,51,4), ist die Miasma-Theorie abstrakter, und sie geht nicht mit einer Schuldzuweisung an Erkrankte oder Fremde einher. Wichtig zu erwähnen ist, dass in den insgesamt recht sparsamen Bemerkungen hippokratischer Mediziner über Seuchen die tatsächlich vorgekommenen und historisch überlieferten Epidemien keinerlei Erwähnung finden.

Ausgabe: Jouanna 1988, S. 102–125.
Literatur: Leven 1992; Nutton 2000; Parker 1983; Temkin 1953.

Krankheitszeichen, sichtbare und unsichtbare Krankheiten

Symptome erkennen: *Epidemien* 1,23

Unsere Diagnose (*dieginoskomen*) von Krankheiten begründeten wir auf die Einsicht in folgende Faktoren: die allgemeine Natur aller Menschen und die besondere jedes einzelnen, die Krankheit, den Kranken, das Verordnete, den Verordnenden – denn daraus ergibt sich die Entwicklung der Krankheit zur Besserung und zur Verschlimmerung –, die Verhältnisse (*katastasis*) des Wetters und der jeweiligen Landschaft im Ganzen und im Einzelnen, die Gewohnheiten, die Lebensweise, die Betätigungen, das Lebensalter des Einzelnen; Reden, Verhalten, Schweigen, Gedanken, Schlaf, Schlaflosigkeit, Art und Zeitpunkt der Träume (*enhypnia*); Raufen des Haares, Jucken, Tränen, Fieberparoxysmen, Stuhlgang, Urin, Auswurf, Erbrechen; Zahl und Art der Abfolgen der Krankheiten und ihrer Abscheidungen (*apostaseis*) zum Schlimmen und zur heilsamen Krise (*krisimon*); Schweiß, Schüttelfrost, Kälte, Husten, Niesen, Schlucken, Atmung, Aufstoßen, Blähungen – ob leise oder mit Geräusch –, Blutungen, Hämorrhoiden. Aus diesen Zeichen und ihren Folgeerscheinungen muss man seine Schlüsse ziehen.

Besserung und Verschlechterung der Symptome: *Epidemien* 1,11

Bei allen gefährlichen Erkrankungen muss man auf jede zur rechten Zeit (*epikairos*) kommende Reifung (*pepasmoi*) aller Ausscheidungen oder auf gute Abscheidungen, die zur Krise führen, achten. Reifung zeigt schnelle Krise (*krisis*) und sichere Genesung (*asphaleia hygieine*) an; was aber roh und ungekocht (*apeptos*) bleibt und sich zu schlimmen Apostasen entwickelt, weist auf Ausbleiben der Krise, auf Beschwerden, lange Dauer der Krankheit, Tod oder Rückfall in dieselben Leiden. Was hiervon in erster Linie eintreten wird, muss man mithilfe anderer Zeichen beurteilen.

Der Hippokratiker beobachtet am Krankenbett mit allen Sinnen die Zeichen, die der Kranke bietet; hinzu kommt – vom Patienten selbst oder von Angehörigen – Erfragtes, so hinsichtlich der Träume. Alle Symptome werden, entsprechend dem klimatologischen Gesamtkonzept, in Beziehung zu Wettererscheinungen gebracht. Wenn der Hippokratiker von »Diagnose« spricht, ist dies nicht im modernen Sinne einer Krankheitseinheit gemeint, sondern entsprechend dem Wortsinn (*diagignoskein*, »deutlich erkennen«) geht es um das Erfassen des Krankheitsgeschehens im Ganzen. Dass hier nicht einfach nur »Befunde« gesammelt werden, sondern ein theoretisches Konzept dahintersteht, liegt auf der Hand. Der Hippokratiker sieht Krankheitsprozesse »reifen«, es kommt zur Absonderung schädlicher Krankheitsmaterie (etwa durch Ausscheidung), und die »Krise« markiert den Umschlagpunkt zur Genesung. Zu den *Epidemien* s. S. 33.

Ausgabe: Jouanna/Anastassiou/Gardasole 2016.
Literatur: s. S. 34.

Das Unsichtbare erschließen: *Über die Lebensweise* 1,12

Ich aber will erklären, dass allgemein bekannte Tätigkeiten (*technai*) des Menschen Zuständen (*pathemata*) an ihm ähnlich sind, die teils offenbar, teils unsichtbar sind. So ist es mit der Kunst der Zeichendeuter (*mantike*): Sie erkennt am Sichtbaren (*phanera*) das Unsichtbare (*aphanea*) und am Unsichtbaren das Sichtbare, am Gegenwärtigen das Zukünftige und am Toten das Lebende; mithilfe des Unverständigen gewinnen sie Verständnis, der Wissende immer richtig, der Unwissende aber bald so, bald so. Dies ahmt die Natur und das Leben des Menschen nach. Ein Mann schlief bei einer Frau und zeugte ein Kind; an dem Sichtbaren erkennt er das Verborgene (*adelon*), dass es so sein wird. Die Vernunft des Menschen ist unsichtbar, aber sie erkennt das Sichtbare. Aus einem Knaben verwandelt der Mensch sich in einen Mann; so kann man aus dem Gegenwärtigen das Zukünftige erkennen. Der Leichnam ist dem lebenden Wesen nicht ähnlich, und doch erkennt man am Leichnam das lebende Wesen. Ohne Verstand ist der Bauch, aber durch ihn verstehen wir, dass wir Durst oder Hunger haben. Die Vorgänge in der Seherkunst und in der menschlichen Natur sind also dieselben, und zwar für die Erkennenden immer richtig, für die nicht Erkennenden bald so, bald so.

In dieser Passage, einem Exkurs innerhalb der Schrift *Über die Lebensweise* (s. dazu S. 37), parallelisiert der Autor die Seherkunst und die Medizin gemäß ihrem Charakter als jeweils anspruchsvolle *technai*. Gemeinsam sei ihnen, dass sie Unsichtbares an sichtbaren Zeichen erkennen. Der medizinische

Autor erweist sich als unbefangen gegenüber dem Handlungsfeld der Mantik, das in den Bereich von Kult und Religion gehört; die grundsätzliche naturkundliche Orientierung der hippokratischen Medizin mit ihrer in der Moderne zuweilen missverstandenen »Rationalität« steht nicht im Widerspruch zu den zeitgenössischen Kulturpraktiken. Dies zeigt sich auch im Bereich der Traumdeutung (s. S. 62).

Ausgabe: Joly/Byl 1984, S. 136.
Literatur: s. S. 37. Diller 1959.

Scharfsinn und Erfahrung: *Über die Kunst* 9–12

Denen, die genügend in dieser Kunst unterrichtet sind, liegt ein Teil der Krankheiten offen vor Augen; das sind nicht viele. Ein anderer Teil aber, und zwar die Mehrzahl, liegt nicht klar vor Augen. Alle Leiden, die sich auf der Haut als Ausschlag oder Schwellung ausbreiten, sind klar erkennbar, denn sie geben die Möglichkeit, durch Gesichts- (*opsis*) oder Tastsinn den Grad ihrer Konsistenz und ihrer Feuchtigkeit und, was von ihnen warm und was kalt ist, wahrzunehmen und die Faktoren festzustellen, durch deren Anwesenheit oder Abwesenheit sie so beschaffen sind. Die Heilmethoden (*akesiai*) für alle diese Leiden müssen in allen Fällen unfehlbar (*anhamartetoi*) sein, nicht als ob sie leicht wären, sondern deswegen, weil man sie herausgefunden hat. Gefunden aber werden sie nicht von jedem, der es gern wollte, sondern von den Befähigten unter den Interessierten. Fähig dazu aber sind die, denen es nicht an der erforderlichen Ausbildung fehlt und deren Natur nicht träge ist.

Gegenüber den unmittelbar wahrnehmbaren Krankheiten muss die Kunst in der beschriebenen Weise gerüstet sein. Sie darf aber auch gegenüber den weniger leicht erkennbaren nicht versagen. Das sind die, die sich auf die Knochen und die Leibeshöhlen geschlagen haben …

Nichts von dem Erwähnten ist für irgendjemanden mithilfe des Gesichtssinnes zu erkennen. Darum ist es von mir auch »verborgen« genannt worden, und die ärztliche Kunst beurteilt es in derselben Weise … Mit größerer Mühsal und mit nicht geringerem Zeitaufwand, als wenn es mit den Augen gesehen würde, wird es erkannt. Denn alles, was sich dem Blick unserer Augen entzieht, ist unserer Herrschaft durch den Blick des Verstandes (*gnomes opsis*) unterworfen … Der Arzt muss dem, woran der Kranke leidet, da er es nicht mit den Augen sehen noch mit dem Gehör aufnehmen kann, mit dem Verstand (*logismos*) nachgehen. Denn das, was die an unsichtbaren Krankheiten Leidenden den Ärzten über ihre Krankheiten zu sagen versuchen, sagen sie mehr nach Mutmaßung als nach Wissen. Wenn sie es nämlich wüssten, würden sie nicht in diese Krankheiten verfallen. Denn dieselbe Einsicht (*xynesis*), aus der das Wissen über die Ursachen der Krankheiten kommt, schafft die Möglichkeit, sie nach jeglicher Methode, die die Krankheiten am Wachsen hindert, zu behandeln. Da man nun eine unfehlbare klare Auskunft (*sapheneia*) durch die Mitteilungen der Kranken nicht gewinnen kann, so muss der Arzt sich noch auf eine andere Weise Einsicht verschaffen. An diesem langsamen Verfahren ist also nicht die Kunst, sondern die Natur der Körper schuld. Denn die Kunst will die Krankheiten nur aufgrund richtiger Einsicht behandeln; denn sie achtet darauf, dass sie nicht mit Unbesonnenheit (*tolme*), sondern mit Einsicht (*gnome*), und nicht mit Gewalt (*bia*), sondern mit leichter Hand (*rhastone*) behandelt. Die menschliche Natur aber wird, wenn sie bis zur Untersuchung aushält, auch bis zur Heilung aushalten. Wenn sie aber, während sie so untersucht wird, von der Krankheit überwältigt wird, weil der Kranke zu spät zu seinem Arzt ging oder weil die Krankheit zu schnell war, so wird es mit ihr aus sein. Denn wenn die Krankheit zugleich mit der Behandlung anfängt, so ist sie nicht schneller, wenn sie ihr aber zuvorkommt, so ist sie schneller. Sie gewinnt aber einen Vorsprung durch die Undurchdringlichkeit des Körpers, in der die Krankheiten im Unsichtbaren hausen (*oikeousin*), und durch die Nachlässigkeit (*oligoria*) der Kranken, die sich nicht in dem Augenblick, in dem sie von der Krankheit ergriffen werden, sondern erst, wenn sie schon längst ergriffen sind, in Behandlung zu geben bereit sind.

Daher ist es richtiger, die Wirksamkeit der Kunst zu bewundern, wenn ein Arzt einen an unsichtbarer Krankheit Leidenden heilt, als ihr Vorwürfe zu machen, wenn der Arzt sich an den unheilbar (*adynata*) Kranken nicht versucht …

Die ärztliche Kunst jedoch hat einerseits für die Behandlung von Empyemen (Eiteransammlungen), andererseits von Krankheiten an der Leber und den Nieren und schließlich von allen Erkrankungen in den Leibeshöhlen, obwohl ihr in diesen Fällen die Möglichkeit genommen ist, etwas mit dem Gesicht zu erblicken, mit dem doch alle alles am besten schauen, trotzdem andere Hilfsmittel (*euporiai*) gefunden. Sie zieht ihre Schlüsse nämlich aus der Klarheit und Rauheit der Stimme, aus der Schnelligkeit und Langsamkeit des Atems und aus dem Geruch, der Farbe, der

Dünne und der Dicke der Abflüsse, die bei einem jeden aus den natürlichen Körperöffnungen auszufließen pflegen, indem sie abwägt, für welche überstandenen oder in Zukunft möglicherweise eintretenden Leiden diese Erscheinungen Anzeichen (*semeia*) sind. Wenn aber die Natur von sich aus diese Anzeichen nicht freiwillig hergibt, so hat die Kunst Zwangsmittel (*anankai*) gefunden, durch die die Natur ohne Schaden (*azemios*) gezwungen werden (*biastheisa*) kann, sie herzugeben, und dadurch den Kundigen offenbart, was getan werden muss. Sie zwingt einerseits den Eiter, den ihm verwandten Schleim durch Schärfe von Speisen und Getränken zergehen zu lassen, um damit ein sichtbares Zeichen zu gewinnen für das, was ihr zu sehen unmöglich ist, andererseits den Atem durch Steigen und Laufen, das anzuzeigen, was er anzeigen kann, und indem sie mit den angegebenen Mitteln Schweiß hervortreibt, gewinnt sie Indizien aus der Ausdünstung warmer Flüssigkeit. Es gibt auch Stoffe, die, wenn sie durch die Blase ausgeschieden werden, die Krankheit besser offenbaren können, als wenn sie durch das Fleisch herauskommen.

Der Autor unterscheidet zwischen äußerlich sichtbaren Krankheiten, die leicht zu heilen seien, und unsichtbaren Krankheiten, die in Körperhöhlen, Knochen oder Organen wie der Leber und den Nieren »wohnen«. Diese Krankheiten seien für den Arzt nur mit Verstandeskraft erkennbar. Deutlich wird auf das folgende Wort des Vorsokratikers Anaxagoras (nach 500 – 428/427 v. Chr.) angespielt: »Anblick der nicht-offenkundigen sind die erscheinenden Dinge« (DK 59 B 21a). Aber dem Arzt ist am Krankenbett mit naturphilosophischer Erkenntnistheorie nicht wirklich geholfen. Auf die Angaben der Kranken sei in diesen Fällen auch kein Verlass. Zudem versäumten es die Kranken gerade in Fällen derartiger innerer Krankheiten, beizeiten den Arzt zu konsultieren. Die Begrenztheit der diagnostischen Methoden der hippokratischen Medizin nach modernen Maßstäben wird hier eindrucksvoll deutlich; gleichwohl gab es den professionellen Anspruch, und die Kranken erwarteten ein hilfreiches Eingreifen. Im Sinne eines Kampfes sieht der Autor die »Kunst« gegen die »Natur« antreten: Der Hippokratiker »zwingt« die Natur durch Provokationstests, bestimmte aufschlussreiche Zeichen preiszugeben, etwa indem er (Abführ-)Mittel zuführt und die Reaktion beobachtet oder den Kranken Treppen steigen lässt, um ihn zum Schwitzen zu bringen. Zur Schrift *Über die Kunst* s. S. 40.

Ausgabe: Jouanna 1988, S. 234–241.
Literatur: s. S. 40.

Medizinische Traumdeutung: *Über die Lebensweise* 4 = *Über Träume* 1 f. 8

Wer über die Zeichen (*tekmeria*) in den Träumen ein richtiges Urteil hat, wird finden, dass sie große Bedeutung in jeder Hinsicht haben. Denn die Seele, die, in viele Teile geteilt, dem wachen Körper dient, ist nicht Herrin ihrer selbst, sondern gibt einen Teil jedem Organ des Körpers ab, dem Gehör, dem Gesicht, dem Tastsinn, dem Gehen, kurz: den Handlungen des ganzen Körpers. Herr seiner selbst ist der Geist (*dianoia*) aber nicht. Wenn aber der Körper in Ruhe ist, dann bewegt sich die Seele und ist wach, sie verwaltet (*dioikei*) ihr eigenes Haus (*oikos*) und führt Handlungen des Körpers selbst aus. Denn der Körper, der schläft, hat keine Wahrnehmung. Die Seele aber, die wach ist, erkennt alles, sieht das Sichtbare und hört das Hörbare, geht, berührt, empfindet Leid und Zorn, und obwohl sie nur kleinen Raum einnimmt, führt die Seele im Schlaf alles das aus, was sonst Dienstleistungen (*hyperesiai*) des Körpers oder der Seele sind. Wer nun das richtig deuten kann, versteht sich auf einen großen Teil der Wissenschaft (*sophia*).

Für die Träume, die gottgesandt (*theia*) sind und schlechte oder gute Ereignisse ankündigen …, gibt es Deuter (*hoi krinousi*), die über eine genau ausgearbeitete Kunst verfügen. Was aber die Seele an körperlichen Leiden voraussagt (*prosemainei*), … das deuten sie zwar auch, und teils treffen sie es, teils aber verfehlen sie es, haben hierin aber keine Einsicht … Sie fordern nur auf, zu den Göttern zu beten. Beten (*euchesthai*) ist gewiss eine gute Sache (*agathon*). Wenn man aber die Götter anruft, muss man auch selbst etwas zur Sache tun …

Wenn man sich so verhält, wie es hier geschrieben ist, wird man in seinem Leben gesund sein, und so habe ich die richtige Regelung der Lebensweise (*diaita*) gefunden, soweit es möglich ist für einen Menschen mithilfe der Götter (*syn toisi theoisi*).

Zwischen Medizin und Mantik, hier der Traumdeutung, bestand in der Antike ein komplexes Spannungsverhältnis. Es ist auch Thema in *Über die Lebensweise* (zur Schrift s. S. 37). Die medizinische Prognose zielt darauf, Vergangenes und Gegenwärtiges und Zukünftiges vorherzusagen (s. dazu auf S. 66); dieselben Ziele verfolgt auch die Wahrsagekunst. Allerdings betont der Hippokratiker sehr deutlich die Grenze, die nach seiner Auffassung der Traumdeutung mit ihren religiösen Bezügen (in der Annahme, dass einige Träume gottgesandt seien) zu ziehen ist. Es gibt, so der hippokratische Autor, Träume, die in den Zuständigkeitsbereich der *techne* professioneller Traumdeuter fallen. Andere Träume hingegen, nämlich diejenigen, die Auskunft über den körperlichen Zustand gäben, sollten sie besser den Ärzten überlassen. Von der letzteren Art der medizinisch relevanten und durch Ärzte zu deutenden Träume handelt die übrige Schrift *Über Träume*.

Andererseits wird einmal mehr die Aufgeschlossenheit des Hippokratikers gegenüber religiösen Praktiken deutlich. Dazu gehört auch die Ermunterung, die Kranken sollten zu den Göttern beten – aber es nicht dabei belassen.

Ausgabe: Joly/Byl 1984, S. 218 f.; 230.
Literatur: Althoff 2010; Eijk 2004; Fichtner 2017, Nr. 39; Leven 2021; Oberhelman 1993.

Prognostik

Das Krankheitsrisiko erkennen: *Prognostikon* 1

Für den Arzt ist es nach meiner Ansicht sehr wichtig, dass er die Kunst der Voraussicht (*pronoia*) übt. Denn wenn er im Beisein der Kranken von sich aus das Gegenwärtige, das Vergangene und das Zukünftige vorauserkennt (*proginoskon*) und vorhersagt (*prolegon*) und wenn er genauer ausführt, was die Kranken in ihren Aussagen übergehen, dann wird man umso mehr darauf vertrauen (*pisteuoit'*), dass er den Zustand der Kranken erkennt, und so werden die Menschen wagen, sich dem Arzt anzuvertrauen. Auch die Behandlung wird er am besten durchführen, wenn er aus den gegenwärtigen Leiden die zukünftigen vorhersieht. Denn alle Kranken gesund zu machen ist unmöglich. Das wäre natürlich noch besser, als das Zukünftige vorher zu erkennen. Aber die Menschen sterben nun einmal oft genug, noch bevor der Arzt mit seiner Kunst den Kampf gegen die Krankheit aufnehmen konnte, und zwar die einen, noch ehe sie den Arzt gerufen haben, weil die Krankheit zu stark war, die anderen, gleich nachdem sie ihn gerufen haben, nachdem sie etwa noch einen Tag gelebt haben oder auch etwas länger. Daher muss man die Natur derartiger Krankheiten erkennen und wissen, wie sehr sie der Kraft (*dynamis*) der Körper überlegen sind, außerdem aber auch, ob etwas Göttliches (*ti theion*) in den Krankheiten wirksam ist, und dessen (*toutou*) Prognose gründlich lernen (*ekmanthanein*). So wird man mit Recht bewundert werden (*thaumazoito*) und ein guter Arzt (*iatros agathos*) sein. Denn man kann auch diejenigen, die die Krankheit überleben können, noch besser bewahren, wenn man sich von langer Hand alles, was kommen kann, überlegt, und man wird, wenn man vorher erkennt und voraussagt, wer sterben und wer am Leben bleiben wird, von der Verantwortung frei (*anaitios*).

Die hippokratische Prognostik geht über ein Vorauserkennen des vermutlichen Krankheitsverlaufs weit hinaus; sie ähnelt oberflächlich der modernen Prognose, unterscheidet sich andererseits aber von ihr grundsätzlich nach Art und Funktion. Die charakteristische Dreigliedrigkeit der hippokratischen Prognose ist besonders hervorzuheben: Die *pronoia* bezieht sich auf vergangenes, gegenwärtiges und zukünftiges (Krankheits-)Geschehen. Damit ist gemeint, dass der Arzt am Krankenbett in der Lage sein soll, ohne vorheriges Befragen des Patienten dessen vorangegangene Befindlichkeit bzw. Krankheitserscheinungen »vorherzusagen«. Aus diesem Wissen und Können wird es ihm zugleich möglich, die gegenwärtige Lage des Kranken einzuschätzen und die zukünftige Entwicklung des Falls vorherzusehen; inhaltlich vergleichbar, aber semantisch extrem verkürzt findet sich diese Maxime auch in den *Epidemien* 1,11 (s. S. 72). Wichtig ist zudem, dass der Arzt diese seine (Er-)Kenntnisse auch mitteilt, und zwar dem Patienten und seiner Umgebung; von der Anwesenheit der Angehörigen und Bediensteten des Kranken ist stets auszugehen.

Im *Prognostikon* ist klar gesagt, dass diese »Vorhersagekunst« zwei Hauptzwecken dient: Zum einen geht es darum, die (mögliche) Therapie zu planen, was unmittelbar einleuchtet und einem bis heute gültigen Prinzip entspricht. Zum anderen geht es darum, beim Kranken (und seinen Angehörigen) Prestige zu gewinnen, damit dem Arzt und dessen Anweisungen vertraut wird. Nun könnte man zunächst annehmen, dieses Vertrauen des Patienten in die Kunst des Arztes diene vornehmlich dem bereits genannten ersten Hauptzweck der Prognose, der Verbesserung der Therapie. Tatsächlich ist hier aber ein zweiter Hauptzweck benannt: Es geht darum, dass der Arzt »von Verantwortung frei« (*anaitios*) ist, wenn der Krankheitsfall ungünstig endet, was in den hippokratischen Krankheitsschilderungen, so in den *Epidemien*, eher die Regel als die Ausnahme ist (s. S. 95). Ein fataler Ausgang der Krankheit ist für den Arzt unproblematisch, sofern er die schlechte Prognose rechtzeitig geäußert hat. In Rede steht das professionelle Renommee des Arztes; dieses hängt davon ab, dass seine Prognosen stimmen, nicht davon, dass möglichst viele Patienten überleben oder geheilt werden. Der zweite Hauptzweck der hippokratischen Prognose – dies wird hier offensichtlich –, dient primär dem Arzt als Vertreter seiner Profession, seiner *techne*. Hierin bildet sich der auch in anderen hippokratischen Texten anklingende prekäre berufliche Status des hippokratischen Arztes ab; er kann weder ein reguliertes »Studium« noch ein »Diplom« vorweisen, sondern zehrt einzig von seinem »Ansehen« (*doxa*). Nur dieses Ansehen kann ihm zahlende Patienten verschaffen. »Von der Verantwortung frei« zu sein bedeutet im Kontext der hippokratischen Medizin zudem, dass absehbar »unheilbare« Fälle, auch im Sinne chronischer Verläufe, durchaus behandelt werden können und sollen, dass es also ein gelegentlich aufscheinendes Verbot, »unheilbare« Krankheiten nicht zu behandeln, in der medizinischen Wirklichkeit nicht gab (s. S. 77).

Interessant und seit der Antike viel diskutiert ist in der zitierten Passage des *Prognostikon* der eigentümliche Hinweis, der Arzt solle erkennen, ob »etwas Göttliches« in den Krankheiten wirke, und »dessen«, das heißt des »Göttlichen«, Prognose beherrschen. Nun war die hippokratische Medizin weder areligiös noch gar atheistisch (s. S. 99), gleichwohl begegnet ein »Göttliches«, das direkt in den Krankheiten wirken könnte, in anderen hippokratischen Texten nicht. Der Text des hippokratischen *Prognostikon* geht nicht näher darauf ein, worum genau es sich bei dem »Göttlichen« handelt. Im 19. Jahrhundert, als Hippokrates auch als Vorläufer einer »rationalen« naturwissenschaftlichen Medizin vereinnahmt wurde, hat man gelegentlich versucht, das Problem des »Göttlichen« mit einem philologischen Taschenspielertrick zu lösen – indem man die betreffende Passage mit fadenscheinigen Argumenten aus dem Text herausstrich. Das war insofern falsch, als der antike Text sicher überliefert ist und auch in der frühmittelalterlichen arabischen Übersetzung bezeugt ist. Zudem geht bereits die antike Hippokrates-Exegese auf das »Göttliche« ein. Galen vermutet in seinem Kommentar zum *Prognostikon*, mit dem »Göttlichen« sei die Beschaffenheit der Atmosphäre (*katastasis*), das heißt die klimatische Eigenart der Jahreszeit und der Gegend gemeint; allerdings merkt man auch seiner Erklärung an, dass er das »Göttliche« in der hippokratischen Medizin als fremdartig, zumindest als erklärungsbedürftig ansah (Heeg 1915, S. 205–209). Datiert wird das *Prognostikon* auf das Ende des 5. Jahrhunderts v. Chr.

Ausgabe: Jouanna/Anastassiou/Magdelaine 2013, S. 1–80.
Literatur: Edelstein 1931, S. 60–89 (entspricht inhaltlich Edelstein 1967, S. 65–85); Kudlien 1977; Langholf 1983; Langholf 1992; Leven 2021.

Das Gesicht eines Todkranken: *Prognostikon* 2

Folgendes muss man in den akuten Krankheiten beobachten: erstens das Gesicht des Kranken, ob es dem der Gesunden ähnlich ist (*homoion*), vor allem aber, ob es sich selbst ähnlich geblieben ist. So wäre es nämlich am besten; am schlimmsten aber ist das, was der Ähnlichkeit am stärksten entgegengesetzt ist. Das sieht folgendermaßen aus: Die Nase ist spitz, die Augen sind hohl, die Schläfen eingefallen, die Ohren kalt und zusammengeschrumpft, die Ohrläppchen zurückgebogen, die Gesichtshaut ist hart, gespannt und schrumpelig und die Farbe des ganzen Gesichts blass oder schwärzlich. Wenn das Gesicht zu Beginn der Krankheit so aussieht und es noch nicht möglich ist, die Prognose durch die anderen Zeichen (*semeia*) zu bestätigen, so muss man den Kranken fragen, ob er schlecht geschlafen hat, ob sein Stuhl übermäßig flüssig war oder ob ihn hungert, und wenn er eine von diesen Fragen bejaht, kann man die Zeichen für weniger schlimm ansehen. Es entscheidet sich aber binnen Tag und Nacht, ob das Gesicht aus diesen Gründen (*prophaseis*) so aussieht. Wenn der Kranke aber alle diese Fragen verneint und sich sein Aussehen innerhalb der angegebenen Zeit nicht bessert, dann muss man wissen, dass es ein Anzeichen des Todes ist.

Die *facies Hippocratica*, seit dem 16. Jahrhundert so benannt, ist das Gesicht eines Sterbenden unmittelbar vor seinem Tod. Die Schilderung ist faszinierend genau und von geradezu »unhistorischer« Präzision, denn sie entspricht einer Realität, die schon viele Menschen am Krankenbett beobachtet haben.

Der Schweizer Maler Ferdinand Hodler (1853–1918) hat im Januar 1915 in den kunsthistorisch singulären Bildnissen seiner sterbenden Geliebten Valentine Godé-Darel die *facies Hippocratica* ergreifend verewigt (s. die Abbildung auf der Buchrückseite).

Ausgabe und Literatur: s. S. 68.

Grenzen der Medizin und Unheilbarkeit

Auf den Punkt gebracht: *Aphorismus* 1,1

Das Leben (*bios*) ist kurz; die Kunst (*techne*) ist lang; der rechte Augenblick (*kairos*) geht schnell vorüber; die Erfahrung (*peira*) ist trügerisch, die Entscheidung (*krisis*) schwierig. Der Arzt muss nicht nur selbst bereit sein, das Erforderliche zu tun, sondern auch der Kranke, seine Umgebung und die äußeren Umstände müssen dazu beitragen.

Insgesamt 412 Merk- bzw. Sinnsprüche sind in den hippokratischen *Aphorismen*, wörtlich »Abgrenzungen«, zusammengestellt, in sieben Abschnitten nur grob inhaltlich geordnet. Sie drücken in sprachlich verdichteter Form Kernsätze medizinischer Anschauungen aus. Es finden sich Aussagen zur Diätetik, zur Prognostik, zu Zeichen und Symptomen und vieles andere; neben (glas)klaren Aussagen gibt es auch zahlreiche obskure Passagen, die schon auf antike Leser komisch und erklärungsbedürftig wirkten. Weil man sich die kurzen Sentenzen gut merken konnte, erfreuten sie sich seit der Antike großer Beliebtheit und wurden auch in anderen literarischen Genera stilbildend; Galen hielt Hippokrates für den Autor. Die *Aphorismen* schöpfen aus zahlreichen hippokratischen Schriften und eine individuelle Autorschaft oder Redaktion ist nicht auszumachen. Die heterogene Sammlung wird um 400 v. Chr. datiert.

Der hier zitierte erste hippokratische *Aphorismus* ist nicht zuletzt durch seine nüchterne Klarheit der berühmteste der Sammlung; bis in die Neuzeit wurde er bei vielen Gelegenheiten – mal passenden, mal weniger passenden – angeführt. Das Spannungsfeld der hippokratischen Medizin und die Herausforderungen an den Arzt werden in einem einzigen Satz ausgedrückt. Der zweite Satz thematisiert das konstitutive therapeutische Dreieck, bestehend aus dem Arzt, dem Kranken und den äußeren Gegebenheiten. Es spiegelt sich in dem *Aphorismus* das Potential der hippokratischen Medizin ebenso wie ihre Grenzen. Die Stimmung ist weder euphorisch noch resignativ, sondern nüchtern professionell.

Ausgabe: Jones 1931, S. 98.
Literatur: Craik 2015, S. 30–34; Fichtner 2017, Nr. 13; Golder 2007, S. 45 f.; Jouanna 1999, S. 376 f.

Die Maximen der Medizin: *Epidemien* 1,11

Der Arzt soll sagen, was vorher war (*progenomena*), erkennen (*ginoskein*), was gegenwärtig ist (*pareonta*), voraussagen (*prolegein*), was zukünftig sein wird (*esomena*). Diese Kunst muss er üben. Auf Zweierlei kommt es bei der Behandlung der Krankheiten an: zu nützen oder wenigstens nicht zu schaden (*opheleein e me blaptein*). Unsere Kunst umfasst Dreierlei (*dia trion*): die Krankheit, den Kranken und den Arzt. Der Arzt ist der Diener der Kunst (*hyperetes tes technes*). Der Kranke muss gemeinsam mit dem Arzt der Krankheit widerstehen.

Die entscheidende Rolle der Prognose wird in diesem Textstück aus den *Epidemien* (zum Werk s. S. 33) aphoristisch zusammengefasst; der anschließende, ebenfalls aphoristische Satz, es komme bei der Behandlung darauf an, »zu nützen oder wenigstens nicht zu schaden«, thematisiert ein Kernproblem der antiken, aber nicht nur der antiken Medizin. Die therapeutischen Mittel des hippokratischen Arztes waren außerordentlich begrenzt, und er war sich dessen jederzeit bewusst. Dem Patienten durch eine Therapie zu schaden, geschieht in der Medizin nur allzu häufig, aber der Hippokratiker durfte hierdurch nicht in Verruf geraten; sein Ruhm (*doxa*), von dem seine gesamte berufliche Existenz abhing, wäre dadurch gefährdet gewesen.

Einmal mehr ist die Lage des Arztes als eines professionellen Heilkundigen auf einem Heilermarkt zu berücksichtigen, wie es auch in den folgenden Sätzen des Textausschnitts deutlich wird. Der Arzt ist »Diener der Kunst«, nicht Diener des Patienten. Und die Behandlung kann nur gelingen, wenn die Dreiheit aus Arzt, Patient und äußeren Umständen günstig zusammenwirkt. Die prägnanten Merksätze stellen die medizinische *techne* und ihr Gelingen in den Mittelpunkt. Ohne Kranke gibt es keine Medizin, aber die hippokratische Medizin beansprucht mit gutem Recht, wie jede Medizin seither, einen eigenen Rang bzw. Wert an sich. Dies darf man nicht außer Acht lassen; man sollte sich nicht zu sehr auf den individualisierenden Zugang der Hippokratiker zum Patienten konzentrieren. Die Hauptgedanken der Hippokratiker kreisten um ihre *techne*, nicht um das Wohl der Patienten: eine Eigenart jeder professionellen Medizin.

Ausgabe: Jouanna/Anastassiou/Gardasole 2016.
Literatur: Gourevitch 1984; Nutton 1992; sowie s. S. 68.

Alles nur Zufall?: *Über die Kunst* 4.7.8

Ich wähle für meine Rede einen Ausgangspunkt, der allseitig anerkannt werden wird. Es wird erkannt, dass von denen, die ärztlich behandelt werden, einige gesund werden. Dass aber nicht alle gesund werden, das eben ist der Grund, weswegen die Kunst getadelt wird, und ihre Verleumder sagen unter Berufung auf die, die den Krankheiten zum Opfer fallen, dass auch die, die davonkommen, durch einen glücklichen Zufall (*tyche*) davonkommen und nicht mithilfe der Kunst. Ich spreche auch meinerseits dem Glück keineswegs seine Wirksamkeit ab, und zwar meine ich, dass auf die schlechte Behandlung der Krankheiten meistens Unglück (*atychia*) folgt, auf die gute Behandlung aber Glück (*eutychia*).

Ich wundere mich aber über die, die unter Hinweis auf die Todesfälle der Kunst die Existenz absprechen (*aphanizontas*) wollen. Auf welchen erwägenswerten Grund stützen sie sich denn, wenn sie die Unvernunft (*akrisia* [oder: »Ausschweifung«, *akrasia*]) derer, die sterben, als schuldlos hinstellen, die Einsicht (*xynesis*) derer aber, die die Kunst ausüben, schuldig sprechen, als ob es den Ärzten zwar möglich wäre, das Verkehrte zu verordnen, den Kranken es aber nicht möglich wäre, die Verordnungen zu übertreten? Es ist doch viel mehr damit zu rechnen, dass die Kranken die Verordnungen nicht befolgen können, als dass die Ärzte das Verkehrte verordnen. Denn diese gehen mit gesundem Verstand (*gnome*) und gesundem Körper an die Behandlung heran, indem sie den gegenwärtigen Fall und von vergangenen Fällen das dem gegenwärtigen Ähnliche überlegen, so dass sie also von den früher einmal Behandelten sagen können, wie sie ihnen geholfen haben. Jene aber wissen weder, woran sie leiden, noch warum sie krank sind, noch was sich aus ihrer gegenwärtigen Lage ergeben wird, noch wie sich ähnliche Fälle sonst zu entwickeln pflegen. In diesem Zustand empfangen sie Verordnungen, das heißt, sie leiden unter der Gegenwart und haben Furcht vor der Zukunft, sie sind voll von der Krankheit und leer von Speisen. Sie wollen lieber das, was der Krankheit, als das, was der Gesundheit förderlich ist, annehmen, nicht weil sie zu sterben verlangen, sondern weil sie nicht imstande sind, Geduld zu üben. Ist es nun wahrscheinlich, dass die Kranken in dieser Lage das von den Ärzten Verordnete tun oder dass sie davon abweichen, oder ist es wahrscheinlich, dass die Ärzte den Kranken, die sich in dem eben geschilderten Zustand befinden, das Verkehrte verordnen? Ist es nicht viel wahrscheinlicher, dass die Ärzte zwar richtig verordnen, die Kranken aber natürlich nicht gehorchen können, und da sie nicht gehorchen, dem Tode verfallen? Dafür aber schreiben die, die es sich nicht richtig überlegen, die Schuld den Unschuldigen zu, während sie die Schuldigen freisprechen.

Es gibt aber auch Leute, die wegen der Ärzte, die Patienten mit zu weit fortgeschrittenen Krankheiten nicht behandeln (*encheirein*) wollen, die Heilkunst schelten und sagen, dass die Krankheiten, an deren Heilung die Ärzte herangehen, auch von selbst geheilt würden, dass sie aber an die, die gar sehr der Hilfe bedürften, nicht herangehen; und doch müsste, wenn es die Heilkunst wirklich gäbe, sie alles in gleicher Weise heilen. Wenn die, die solches sagen, den Ärzten Vorwürfe machen würden, dass diese sie nach derartigen Reden nicht als Wahnsinnige in Behandlung nehmen, dann würden sie diese mit viel größerem Recht schelten, als wenn sie ihnen jene Vorwürfe machen. Denn wenn einer verlangt, dass eine Kunst etwas, wofür sie nicht ersonnen ist, oder eine Natur etwas, wofür sie nicht erschaffen ist, vermöge, so gehört seine Unwissenheit viel mehr in den Bereich des Wahnsinns (*mania*) als in den Bereich der schlichten Unwissenheit (*amathia*).

Denn auf dem Gebiet, das wir mit den Werkzeugen unserer Natur oder der Kunst meistern können, ist es uns möglich, Handwerker (*demiourgos*) zu sein, anderswo aber keinesfalls. Wenn nun der Mensch an einem Übel leidet, das stärker ist als die Werkzeuge (*organa*) der ärztlichen Kunst, so darf man auch nicht erwarten, dass es von der ärztlichen Kunst überwunden werden könnte: Zum Beispiel hat von den Mitteln der Heilkunst, die brennen, das Feuer die äußerste Brennwirkung, und nach ihm kommen noch viele andere. Wenn nun ein Leiden stärker als die schwächeren Mittel ist, so ist es noch nicht bewiesen, dass es unheilbar ist; wenn es aber stärker ist als die stärksten Mittel, wie sollte es nicht offenkundig unheilbar (*anieta*) sein? Denn wie sollte für Leiden, die das Feuer behandelt, aber nicht überwinden kann, nicht der Beweis erbracht sein, dass sie einer anderen Kunst bedürfen als derjenigen, in der das Feuer Werkzeug ist? Dasselbe, was ich hier sage, gilt auch von den anderen Hilfsmitteln der Heilkunst. In jedem Fall, wenn der Arzt mit einem von diesen kein Glück hat, verlange ich, dass er die Stärke der Krankheit für schuldig erklären muss und nicht die Kunst. Die Menschen aber, die die Ärzte tadeln, welche die unheilbar Kranken nicht behandeln, verlangen von ihnen, dass sie sich ebenso sehr mit dem befassen, was sie nichts angeht, wie mit dem, was sie angeht.

Die Schrift *Über die Kunst* ist als Verteidigungsrede der Medizin angelegt (s. auch S. 40). In den hier angeführten Passagen geht es um grundsätzliche Angriffe gegen die Medizin und um deren Widerlegung. So werde der Medizin vorgehalten, dass nicht alle Kranken von ihr geheilt würden. Und die Geretteten, so dieser Vorwurf weiter, hätten nicht wegen der Medizin überlebt, sondern nur aus Glück; die Medizin selbst trage überhaupt nichts zu einem guten Ausgang bei.

Zugleich würden Todesfälle alleine den Ärzten zur Last gelegt, beklagt der Verfasser. Dagegen behauptet er angriffslustig, dass die Kranken oft die Anweisungen des Arztes nicht befolgten und daher selbst schuld seien. Die Rationalität der Ärzte und ihrer Verordnungen werden hier gegen die Unvernunft der Kranken gestellt. Schließlich geht es um die Frage der Behandlung von Kranken »mit zu weit fortgeschrittenen Krankheiten«. Der Autor stellt selbstbewusst fest, diese Fälle nicht zu behandeln, sei vernünftig und entspreche der Begrenztheit der medizinischen Mittel. Es sei geradezu »wahnsinnig«, in einem Fall von Unheilbarkeit, die sich an der Stärke der verfügbaren Therapeutika bemesse, eine ärztliche Behandlung zu erwarten. Dieser plakativ vorgetragene Standpunkt hat in der Forschung (bis heute) die These begünstigt, die hippokratische Medizin habe »unheilbare« Krankheiten grundsätzlich nicht behandelt. Tatsächlich ist eher das Gegenteil der Fall: Aus dem *Prognostikon* (s. S. 65) und den Fallschilderungen der *Epidemien* (s. S. 91) ist ersichtlich, dass hippokratische Ärzte auch und gerade bei absehbar tödlichem Verlauf am Krankenbett zu finden waren. Allerdings hing für ihre Reputation alles davon ab, die (ungünstige) Prognose rechtzeitig kundzutun. Wichtig ist zudem, dass Anwesenheit am Krankenbett und therapeutisches Eingreifen zwei verschiedene Dinge sind, was bei der Deutung der hier zitierten Passage zu beachten ist. Darin ist ausdrücklich davon die Rede, dass der Arzt die Behandlung der absehbar tödlichen Krankheiten nicht wagen solle; dies bedeutet jedoch nicht, die Kranken vollends im Stich zu lassen.

Wie gesagt: Der vorliegende Text ist eine bewusst angriffslustig argumentierende Streitschrift bzw. öffentliche Rede. Insofern ist der überspitzt formulierte Standpunkt bezüglich der unheilbaren Krankheiten nicht als Spiegel der medizinischen Wirklichkeit aufzufassen, sondern als markant formulierter Diskussionsstandpunkt. Entscheidende Aussage des Hippokratikers ist, dass seine von ihm hochgeschätzte *techne* eine professionelle Rationalität besitzt, die Laien immer wieder und sehr deutlich vor Augen zu führen ist.

Ausgabe: Jouanna 1988, S. 227; 231–233.
Literatur: Leven 2017; Rosen/Horstmanshoff 2003; Staden 1990; Wittern 1979.

Performance: Kollegen, Konkurrenten, Fehler

Das richtige Auftreten: *Über den Arzt* 1

Das Auftreten (*prostasie*) des Arztes denke ich mir so: Dem Aussehen nach wird er gut von Farbe und wohlgenährt sein, soweit es seine Natur zulässt. Denn bei der Masse stehen die Ärzte, die nicht in diesem Sinne in gutem körperlichen Zustand sind, in dem Ansehen, dass sie auch für andere nicht gut sorgen können. Ferner soll seine Aufmachung reinlich sein; er trage anständige Kleidung und gebrauche gute und unaufdringliche Salben. Denn alles dieses empfinden die Kranken als angenehm, und darauf muss man achten. Sein Charakter sei besonnen (*sophron*), was sich nicht nur in seiner Verschwiegenheit (*sigan*), sondern auch in seiner durchaus geordneten Lebensführung zeigen soll; denn das ist besonders vorteilhaft für ein gutes Ansehen (*doxa*). Er verhalte sich wie ein Ehrenmann (*ethos kalon kai agathon*). Als solcher sei er allen Menschen gegenüber zugleich ernst und freundlich (*philanthropos*); denn allzu beflissenes Entgegenkommen wird verachtet, auch wenn es ganz nützlich ist. Er sei nicht zu freigebig mit seiner Person; denn ebendies sieht man an ebendiesen Personen nur dann gern, wenn sie sich rarmachen. Seine Miene sei nachdenklich ohne Strenge; denn ein allzu selbstbewusster Mensch erweckt den Eindruck, menschenfeindlich (*misanthropos*) zu sein. Wer aber immer gleich zum Lachen geneigt und allzu vergnügt ist, wird für einen unfeinen Menschen gehalten; davor muss man sich nicht zum wenigsten hüten. In jedem Umgang mit Menschen zeige er sich als ein rechtschaffener Mann, denn in vielen Fällen muss ihm Gerechtigkeit (*dikaiosyne*) zur Seite stehen. Die Kranken haben ja recht enge Beziehungen zum Arzt; denn sie begeben sich den Ärzten in die Hände (*hypocheirious*), und diese kommen zu jeder Zeit mit Frauen, Mädchen und dem wertvollsten Besitz (*ktemata*) in Berührung. All dem gegenüber muss man Selbstbeherrschung (*enkrateos*) üben. So sollen sein Charakter (*psyche*) und seine körperliche Beschaffenheit (*soma*) sein.

Die nach Sprache und Stil möglicherweise in hellenistischer Zeit oder (viel?) später entstandene (die Datierungsvorschläge reichen vom 4. Jahrhundert v. Chr. bis in nachchristliche Jahrhunderte) kurze Schrift *Über den Arzt* gehört zu den deontologischen Schriften, in denen besonderes Gewicht auf die Pflichten und das richtige Verhalten des Arztes gelegt wird. Im (hier nicht abgedruckten) Hauptteil des Textes geht es um den richtigen Zugang zur Chirurgie, um Grundzüge der Ausübung und des Erlernens (s. S. 86). Das hier zitierte erste Kapitel betont die Wichtigkeit des persönlichen Auftretens des Arztes, seine »Performance« im Krankenzimmer, hier mit dem Begriff *prostasie* bezeichnet; das vielschichtige Wort umschreibt das Auftreten mit Autorität, seine Wirkung auf die Kranken, die entscheidend auf inneren und äußeren Merkmalen beruhe. Zu den äußeren gehören sein Aussehen, seine Kleidung, seine Körperhygiene. In den Bereich des Charakters führt die Forderung, dem Ideal des »Ehrenmannes« (*kalokagathia*) gerecht zu werden und ein entsprechendes würdiges Verhalten am Krankenbett zu zeigen. Auf die mitunter prekäre Vertrauensstellung des Arztes weist die Pflicht zur Verschwiegenheit. Schließlich wird ausdrücklich seine »Gerechtigkeit« gefordert, da sich die Kranken in seine Hände begäben und er jederzeit mit »Frauen, Mädchen und dem wertvollsten Besitz« in Kontakt komme. Beiläufig zeigt sich hier somit auch, wie die weiblichen Familienangehörigen eingestuft wurden.

In der Passage finden sich Anklänge an Forderungen des *Hippokratischen Eides* (s. S. 119). Das (Ideal-)Bild des Arztes, inklusive seiner »Menschenfreundlichkeit« (*philanthropia*), dient wie durchgehend in den hippokratischen Traktaten der Professionalität der *techne* und dem Prestige (*doxa*) des Arztes.

Ausgabe: Heiberg 1927, S. 20–24.
Literatur: Craik 2015, S. 163–165; Fichtner 2017, Nr. 65; Golder 2007, S. 96 f.; Jouanna 1999, S. 404; Leven 2018.

Der Schaden durch schlechte Ärzte: *Über die alte Heilkunst* 9

Der Mehrzahl der Ärzte freilich scheint es mir so zu gehen wie den schlechten Steuerleuten (*kybernetai*). Auch bei denen fällt es nicht auf, wenn sie bei Windstille steuern und einen Fehler machen; wenn aber ein großes Unwetter und ein starker Wind sie überfällt …, dann wird es allen Menschen klar, dass sie aus Unkenntnis und Unfähigkeit ihr Schiff zugrunde richten. So fallen auch die schlechten Ärzte (*kakoi*) – und das ist die Mehrzahl (*pleistoi*) –, wenn sie Menschen behandeln, die nichts Schlimmes haben und denen auch der unfähigste Arzt keinen Schaden zufügen kann, den Laien (*idiotes*) nicht auf, wenn sie bei solchen Krankheiten etwas falsch machen. Derartige Leiden sind zahlreich, und sie befallen die Menschen viel öfter als die schweren Krankheiten. Wenn sie aber an eine große, schwere und gefährliche Krankheit geraten, dann werden ihre Fehler und ihr Mangel an Fachverstand (*atechnia*) allen offenbar.

Der Vergleich zwischen der Medizin und der Kunst des Steuermannes ist in der griechischen Literatur gängig und findet sich auch bei Platon. Recht apodiktisch wirkt es, wenn der Autor von *Über die alte Heilkunst* (zu dieser Schrift s. S. 32) die meisten Ärzte als »schlecht« bezeichnet, was für Laien jedoch nicht erkennbar sei, denn bei den häufigen leichten Krankheiten bemerke man dies nicht. Erst bei schweren Krankheiten werde ihre »Unwissenheit in der Kunst« allen offensichtlich, so wie ein Sturm auf dem Meer nur von einem fähigen Steuermann zu meistern sei. Diese Polemik findet sich auch andernorts in den hippokratischen Schriften. Sie wirkt nicht nur scharf, sondern auf den ersten Blick auch unlogisch: Zu den Leitsätzen der hippokratischen Medizin gehört die Ansicht, dass es Krankheiten gebe, deren Heftigkeit die Möglichkeiten der Medizin übersteige, die also »unheilbar« seien, was bereits thematisiert wurde (s. S. 77). Dass der Autor der hier zitierten Stelle ein Versagen von Ärzten in besonders schwerer Krankheit als Ausweis ihrer medizinischen Unkenntnis sieht, bedarf daher einer Erklärung. Hier kann nur gemeint sein, dass der »schlechte« Arzt bei schwerer Krankheit eine falsche Prognose stellt, also versäumt, auf den fatalen Ausgang hinzuweisen. Hinzukommt ein Aspekt, der nicht den Inhalt medizinischen Denkens und Handelns, sondern die berufliche Konkurrenzsituation widerspiegelt: Die hippokratischen Ärzte bildeten keine homogene Gruppe oder gar eine »Gilde«, die sich auf einen verehrten Meister namens Hippokrates zurückführte. Dieses plausibel scheinende, aber unhistorische Bild ist erst Jahrhunderte später entstanden. Die »Hippokratiker« waren buchstäblich heterogen: Einzelne Lehrer zogen kleinere Schülergruppen heran, aus denen ihrerseits wieder Lehrer hervorgingen. Dass aus den verschiedenartigen theoretischen und praktischen Ansätzen dieser Ärzte eine mitunter bittere Polemik angesichts der Konkurrenz um (zahlende) Patienten erwuchs, kann nicht verwundern.

Ausgabe: Jouanna 1990.
Literatur: Horstmanshoff 1990; Kudlien 1988; Nutton 1992.

Echte und falsche Ärzte: *Das Gesetz* 1.2.5

Die Heilkunst ist die vornehmste (*epiphanestate*) aller Künste; aber wegen der Unwissenheit (*amathia*) derer, die sie ausüben, und derer, die leichtfertig über solche Ärzte urteilen, bleibt sie nun weit hinter allen Künsten zurück. Das Versagen der schlechten Ärzte scheint mir vor allem folgenden Grund zu haben: Über die Heilkunst als einzige unter den Künsten ist in den Staaten keine andere Strafe (*prostimon*) verhängt als der schlechte Ruf (*adoxia*); dieser aber verletzt die Leute nicht, die ohnedies aus Ehrlosigkeit bestehen. Denn sie sind ähnlich den Statisten in den Tragödien: Wie diese zwar Gestalt, Kostüm und Maske von Schauspielern haben, aber keine Schauspieler sind, so gibt es auch dem Namen nach zwar viele Ärzte, in Wirklichkeit aber nur ganz wenige.

Wer sich Einsicht in die Medizin wirklich aneignen will,

muss im Besitz von Folgendem sein: Naturanlage (*physis*), Unterweisung, eine förderliche Umgebung, gute Erziehung, Fleiß und Zeit. Als Erstes von allem bedarf er der Naturanlage; denn wenn die Natur widerstrebt, ist alles vergeblich, wenn aber die Natur den Weg zum guten Ziel weist, dann ist die Unterweisung in der Kunst möglich – wenn man sie sich mit Verstand zu eigen machen kann und in einer Umgebung erzogen worden ist, die förderlich für die geistige Ausbildung ist, und wenn man weiter lange Zeit Fleiß aufwendet, damit die Erziehung zur Natur wird und in glücklicher und gedeihlicher Weise Frucht bringt.

Heilige Dinge (*hiera eonta pregmata*) werden nur geheiligten Menschen offenbart, Ungeweihten aber sind sie nicht zugänglich, solange diese nicht in die Mysterien der Wissenschaft eingeweiht sind (*telesthosin orgioisin epistemes*).

Die prekäre berufliche Situation des hippokratischen Arztes birgt Konfliktpotential nach innen, das heißt gegenüber »Kollegen«, die sich ebenfalls als Ärzte verstehen und bezeichnen, und nach außen, gegenüber einer Öffentlichkeit, die Erwartungen an ein erfolgreiches ärztliches Wirken hat. Der kurze Traktat *Das Gesetz* (*Nomos*), der von Erotian (2. Jahrhundert n. Chr.) mit dem *Hippokratischen Eid* zusammengesehen wird, führt mitten hinein in die soziale Wirklichkeit der ärztlichen Tätigkeit. Auf dem Heilermarkt konkurrierten Ärzte verschiedener »Schulen«; mit »Schule« ist nicht ein geregelter Lehrbetrieb oder ein bestimmtes Curriculum gemeint, sondern eine durch den eigenen ärztlichen Lehrer und (ausgewählte) Lehrtexte geprägte Haltung bzw. ein Kenntnisstand. Der Autor des Textes *Das Gesetz* entwirft ein Szenario, in dem »gute« und »schlechte« Ärzte aufeinandertreffen, ohne exakt zu bestimmen, woran sich die professionelle Qualität denn bemesse. Klar wird dies allenfalls aus der Negation bzw. dem Aufzählen der Faktoren, die es braucht, um gute Ärzte hervorzubringen. In diesem Licht mag es seltsam erscheinen, dass nach solchen Standards »schlechte« Ärzte überhaupt als Ärzte durchgehen konnten. Auch hierzu gibt der Text eine (indirekte) Erklärung: In den griechischen Poleis war der Beruf des Arztes in keiner Weise geregelt oder (staatlich) kontrolliert. Weder gab es feste Ausbildungsstätten noch normierte Lehrinhalte, Eignungsprüfungen oder »Staatsexamina«. Als Arzt galt, wer es schaffte, als solcher akzeptiert zu werden und erfolgreich zu wirken. Die Währung, die hierbei die Hauptrolle spielte, war der »Ruhm« (*doxa*), das professionelle Ansehen. Entsprechend führte der Verlust des Renommees in den Ruin. Der Autor beklagt die sich daraus ergebenden Zustände auf dem Heilermarkt, findet sich jedoch auch damit ab und weist auf die Anforderungen an den »guten« Arzt. Zuletzt hebt er die Ausübung der Medizin in die Nähe einer sakralen Handlung, indem er von »Mysterien« spricht. Die religiöse Konnotation teilt der Text mit dem *Hippokratischen Eid* (s. S. 121).

Wenn man den inhaltlichen Bezug von *Das Gesetz* zum *Hippokratischen Eid* auch für die Datierung heranzieht, erreicht man allerdings wenig Klarheit, da der Eid nicht datierbar ist. Kaum belegbar wird *Das Gesetz* üblicherweise in das 4. Jahrhundert v. Chr. datiert.

Ausgabe: Heiberg 1927, S. 7 f.; Jouanna 2018, S. 245–249.
Literatur: Craik 2015, S. 150–155; Fichtner 2017, Nr. 15; Golder 2007, S. 48 f.; Jouanna 1999, S. 396; Jouanna 2018, S. 157–292; Leven 2018.

Ärztliche Praxis: im *iatreion* und am Krankenbett

Das richtige Behandlungsumfeld: *Über den Arzt* 2.5

Was aber die Vorschriften für die ärztliche Kunst betrifft, aufgrund deren man ein tüchtiger Fachmann (*technikos*) wird, so wollen wir sie von den Anfängen an betrachten, von denen an der Mensch zu lernen beginnt. Die Behandlung in der ärztlichen Behandlungsstätte (*iatreion*) gehört zu dem, was die Anfänger lernen. Erstens muss man einen richtigen Platz für das Haus haben. Das wird der Fall sein, wenn weder Wind an ihn herankommt und stört, noch Sonne oder zu große Helligkeit lästig wird. Das (Tages-) Licht (*phos*) soll sehr hell für die behandelnden Ärzte, aber nicht unangenehm für die Behandelten (*therapeuomenoi*) sein. Vor allem muss man direkte Einstrahlung (*auge*) vermeiden, durch die die Augen krank werden können. Dies also sind die Vorschriften für die Beschaffenheit des Lichts. Außerdem achte man darauf, dass niemals seine Strahlen unmittelbar auf das Gesicht des Kranken fallen. Sie belästigen nämlich kranke Augen, und jeder Anlass genügt, um kranke Augen noch mehr zu beeinträchtigen. Das Licht also wende man auf diese Weise an. Die Stühle aber sollen in der Höhe möglichst gleichmäßig sein, so wie sie für die Patienten passend sind. Irgendetwas aus Erz (*chalkoma*) soll man abgesehen von den Instrumenten (*organa*) nicht verwenden; denn es scheint mir plumpe Wichtigtuerei (*kallopismos*) zu sein, sich solcher Geräte zu bedienen. Das Wasser muss man dem Patienten trinkbar und klar reichen. Was man zum Abwischen braucht, sei rein und weich, für die Augen Leinentücher, für die Wunden Schwämme; denn dergleichen scheint ganz von selbst eine gute Hilfe zu gewähren. Alle Instrumente müssen handlich zum Gebrauch nach Größe, Gewicht und Feinheit sein.

Bei der chirurgischen Behandlung (*epi ton cheirourgion*), geschehe sie mit Schneiden (*tome*) oder Brennen (*kausis*), lobt man in gleicher Weise das schnelle wie das langsame Vorgehen: Beide Arten haben ihren Nutzen (*chresis*); denn wenn die Behandlung (*cheirourgia*) mit einem Schnitt getan wird, muss man diesen Schnitt schnell machen. Da nämlich die Operierten Schmerzen empfinden, soll man diese [die Operation] nur so kurz wie möglich andauern lassen. Das aber wird der Fall sein, wenn der Schnitt schnell gemacht wird. Wo es aber nötig ist, viele Schnitte zu machen, soll man eine langsame Behandlungsweise anwenden. Denn die schnelle Behandlung macht den Schmerz anhaltend und stark, das Aussetzen aber ermöglicht den Behandelten ein gewisses Ausruhen vom Schmerz.

Während der Arzt bettlägerige Kranke in deren eigenem Haus aufsuchte, wie es in den *Epidemien* geschildert wird (s. S. 91), empfing er leichter Kranke im *iatreion*. Die Einrichtung einer solchen ärztlichen Behandlungsstätte sollte schlicht und zweckmäßig sein. Es handelte sich nicht um eine »ärztliche Praxis«, die für medizinische Belange geplant war, sondern um Räume, die dem Wanderarzt in einer Polis zur Verfügung standen. Gelegentlich wurde von der Polis ein »öffentlicher Arzt« (*demosios iatros*) zur (temporären) Versorgung der Bürger angeworben und aus Staatsgeldern bezahlt.

Dies dürfte auch für hippokratische Ärzte der Fall gewesen sein; allerdings sind hierüber im Corpus Hippocraticum nur spärliche Hinweise zu finden. Das früheste Beispiel eines solchen »Stadtarztes« war Demokedes von Kroton, dessen spektakuläres und wechselvolles Schicksal Herodot (*Historien* 3,125.129–137) ausführlich schildert.

Im *iatreion*, so heißt es in *Über den Arzt* (zur Schrift s. S. 81), soll alles auf die Bedürfnisse und Annehmlichkeit der Kranken abgestellt sein, angefangen vom (natürlichen) Lichteinfall. Die Stühle von Arzt und Patient sollen gleich geartet sein, so dass sie sich auf Augenhöhe begegnen. Die Instrumente sollen schlicht und zweckmäßig sein, Prunk jeder Art sei zu vermeiden. Aus den eindringlichen Anweisungen mag man entnehmen, dass die realen Verhältnisse in manchem *iatreion* dem Gegenbild entsprochen haben.

In der Chirurgie, so erfährt man, geht es ebenfalls um Durchführbarkeit: Die Indikationen für schnelles und langsames Operieren werden nach medizinischen Kriterien dargeboten, die den erfahrenen Praktiker erkennen lassen. Die hippokratische Chirurgie beschränkte sich auf eher oberflächliche Eingriffe (Abszesse, Verletzungen, Frakturen), gleichwohl stand der Operateur unter enormem Zeitdruck, da ohne (die in der Moderne selbstverständliche) Narkose und Schmerzstillung schnell der Kollaps der Patienten drohte. Bei der Operation war es notwendig, den Kranken durch kräftige Gehilfen festhalten zu lassen. Der Eingriff mit Messer und Brenneisen war die allerletzte Eskalationsstufe; im hippokratischen *Aphorismus* 7,87 ist dies ebenso dramatisch wie nüchtern ausgedrückt (s. S. 20). Aus vielen nicht-medizinischen antiken Quellen ist bekannt, welche Furcht alleine die Aussicht auf eine chirurgische Behandlung oder der Anblick der hierfür vorgesehenen Instrumente bei den Kranken auslöste.

Ausgabe: Heiberg 1927, S. 20–22.
Literatur: s. S. 81; Kudlien 1988; Witt 2018.

Chirurgie ohne Angeberei: *Über Knochenbrüche* 1

Der Arzt sollte bei Verrenkungen und Knochenbrüchen die Streckung so gerade wie möglich vornehmen, denn das ist die richtigste, natürliche Lage (*dikaiotate physis*). Wenn das verletzte Glied aber von der geraden Haltung nach der einen oder anderen Seite abweicht, sollte man es mit der Handfläche nach unten halten [Pronation], denn dann ist der Fehler geringer, als wenn die Handfläche nach oben gehalten wird [Supination]. Die Ärzte, die darin kein Vorurteil haben, machen meistens auch keinen Fehler (*hamartanousi*). Denn der Kranke, der verbunden werden soll, streckt die Hand schon so aus, wie die richtige, natürliche Lage es ihm gebietet. Die Ärzte aber, die es besonders klug machen wollen (*sophizomenoi*), machen natürlich manchen Fehler.

Einen gebrochenen Arm zu behandeln ist keine sehr ernste Sache (*spoude ou polle*), das kann sozusagen jeder Arzt. Trotzdem sehe ich mich dazu veranlasst, mehr darüber zu schreiben, weil ich weiß, dass Ärzte wegen bestimmter Stellungen beim Verbinden des Arms sich den Ruf besonderer Kunstfertigkeit (*sophous doxantas*) erworben haben, obwohl man sie deswegen vielmehr für unwissend (*amatheas*) halten sollte. Aber so beurteilt man vieles in dieser Kunst. Denn obwohl die Leute noch gar nicht erkennen können, ob das Fremdartige (*xenoprepes*) nützlich ist, loben sie es mehr als das Vertraute (*synethes*), von dem sie doch schon wissen, dass es nützlich ist, und das Seltsame (*allokoton*) mehr als das Einleuchtende (*eudelon*). Ich muss nun also einerseits von allen Fehlern der Ärzte reden, vor denen ich warnen will, andererseits Lehren über die naturgemäße Behandlung des Armes geben. Denn diese Rede ist zugleich eine Unterweisung auch über die anderen Knochen im Körper.

Die umfangreiche Schrift *Über Knochenbrüche* bildet mit der inhaltlich verwandten Abhandlung *Über Gelenke* eine thematische Einheit und dürfte vom selben Verfasser stammen. In *Über Knochenbrüche* geht es um die Behandlung von einfachen und komplizierten Frakturen, die sämtlich »konservativ« erfolgte, das heißt mit ggf. angezeigter Reposition der Knochen und äußerer Bandagierung bzw. Schienung. Auf diesem Feld erweist sich der hippokratische Autor als Meister seiner *techne*; die praktische Qualität des Textes wurde bis in das 19. Jahrhundert von Chirurgen gerühmt. Bemerkenswert ist, wie der als individueller Autor in der Ich-Form auftretende Verfasser Fehler seiner ärztlichen Kollegen bzw. Konkurrenten benennt; an anderer Stelle, hier nicht abgedruckt, thematisiert er auch eigene Fehler und betont, dass man gerade aus der Darstellung von Fehlern besonders viel lernen könne. In der zitierten Passage begegnet auch seine Beobachtung, dass Patienten und Laien allgemein spektakulär wirkende Verfahren den eher einfach anmutenden, aber bewährten vorzögen. Datiert wird *Über Knochenbrüche* in die Jahrzehnte vor 400 v. Chr.

Ausgabe: Withington 1928, S. 94.
Literatur: Craik 2015, S. 105–112; Golder 2007, S. 42 f.; Jouanna 1999, S. 402 f.; Witt 2018.

Krankengeschichten, erstes Beispiel: *Epidemien* 1,27,1

Philiskos wohnte an der Mauer. Er wurde bettlägerig (*katekline*). Am ersten Tag hatte er heftiges Fieber, Schweißausbrüche, nachts Beschwerden. Am zweiten Tag verschlimmerten sich (*paroxynthe*) alle Erscheinungen; spät abends hatte er nach einem Einlauf (*klysmation*) guten Stuhlgang, die Nacht war ruhig. Am dritten Tag morgens und vormittags schien es, als werde ihn das Fieber verlassen; aber am Nachmittag ergriff ihn heftiges Fieber mit Schweiß und Durst, die Zunge wurde trocken, er ließ dunklen Urin (*melana ourese*). Die Nacht war schlecht, er konnte nicht schlafen und war ganz von Sinnen. Am vierten Tag wurde alles schlimmer, der Urin war dunkel; die Nacht war besser, der Urin hatte eine bessere Farbe. Am fünften Tag um Mittag bekam er leichtes Nasenbluten ohne Beimischung, der Urin war schillernd, auf ihm schwammen runde, samenähnliche, zerstreute Teilchen, die sich nicht setzten. Nachdem ihm ein Zäpfchen (*balanos*) gegeben worden war, kam nur wenig Stuhl unter Blutungen; nachts hatte er starke Beschwerden, schlief wenig, redete viel und irr, die Extremitäten waren überall kalt und erwärmten sich nicht mehr, er ließ dunklen Urin; gegen Morgen schlief er etwas, danach verlor er die Sprache. Um Mittag am sechsten Tag starb er. Dieser Kranke atmete während der ganzen Zeit in großen Abständen und in tiefen Zügen, wie einer, der sich immer wieder darauf besinnen muss. Die Milz war zu einer runden Wölbung geschwollen. Er hatte kalten Schweiß bis zuletzt. Die schweren Anfälle fielen auf die geraden Tage.

Krankengeschichten, zweites Beispiel: *Epidemien* 3,1,7

Bei der Angina-Kranken (*kynanchike*) neben dem Haus des Aristion begann die Krankheit mit undeutlicher Sprache. Die Zunge wurde rot und trocken. Am ersten Tag hatte sie einen Kälteschauer, dann Hitze, am dritten Schüttelfrost, hohes Fieber, rötliche Schwellung, Härte am Nacken und auf beiden Seiten der Brust, kalte bläuliche Extremitäten, mühsames Atmen. Was sie getrunken hatte, kam durch die Nase wieder heraus (*poton dia rhinon*), weil sie es nicht hinunterschlucken konnte, außerdem hatte sie Verstopfung und Harnverhaltung. Am vierten Tag trat allgemeine Verschlechterung ein. Am fünften starb sie.

Krankengeschichten, drittes Beispiel: *Epidemien* 3,1,10

Eine Frau aus dem Haus des Pantimides bekam am ersten Tag nach einer Fehlgeburt (*ex apophthores nepiou*) Fieber. Sie litt an Trockenheit der Zunge, Übelkeit, Schlaflosigkeit, Verdauungsstörung mit viel rohem, dünnem Abgang. Am zweiten Tag kam Schüttelfrost, heftiges Fieber, Stuhl in großen Mengen, kein Schlaf. Am dritten Tag verstärkten sich die Beschwerden. Am vierten delirierte sie. Am siebten starb sie.

Krankengeschichten, viertes Beispiel: *Epidemien* 3,1,8

Der junge Mensch, der am Lügenmarkt lag, bekam Fieber, nachdem er sich in Sport und Laufen über das gewohnte Maß (*para to ethos*) angestrengt hatte. Am ersten Tag trat eine Verdauungsstörung mit viel dünnem, galligem Stuhl ein, der Urin war dünn und ziemlich dunkel, der Kranke konnte nicht schlafen und empfand Durst. Am zweiten wurde alles schlimmer, der Stuhl wurde noch reichlicher und ungesunder. Der Kranke schlief nicht, sein Geist war verwirrt, er schwitzte etwas. Am dritten fühlte er sich schlecht, empfand Durst und Übelkeit, warf sich oft hin und her, war schlechter Stimmung, delirierte; die Extremitäten waren bläulich und kalt, der Oberbauch auf beiden Seiten etwas angespannt. Am vierten Tag kamen Schlaflosigkeit und Verschlimmerung. Am siebten starb er im Alter von etwa zwanzig Jahren.

Krankengeschichten, fünftes Beispiel: *Epidemien* 3,17,8

In Abdera packte (*elabe*) den Anaxion, der beim thrakischen Tor lag, ein hohes Fieber; er litt ständig an Schmerzen in der rechten Seite und hatte trockenen Husten ohne Auswurf in den ersten Tagen. Er litt an Durst und Schlaflosigkeit, ließ viel dünnen Harn von guter Farbe. Am sechsten redete er wirr; warme Umschläge brachten keine Besserung. Am siebten Tag hatte er starke Beschwerden; denn das Fieber stieg, die Schmerzen ließen nicht nach, der Husten quälte ihn, und er hatte Atembeschwerden. Am achten ließ ich ihn am Ellbogen zur Ader (*ankona etamon*), das Blut floss reichlich, wie es sich gehört (*hoion dei*), die Schmerzen ließen nach, aber der trockene Husten hielt an. Am elften ließ das Fieber nach, er schwitzte etwas am Kopf, der Husten und der Auswurf aus der Lunge wurden flüssiger. Am siebzehnten kam zum ersten Mal etwas reifer Auswurf, er fühlte sich besser. Am zwanzigsten schwitzte er und war fieberfrei, doch litt er nach der Krise (*krisis*) unter Durst, und der Abgang von der Lunge war nicht gut. Am siebenundzwanzigsten kam das Fieber zurück (*hypestrepsen*), er hustete, hatte viel reifen Auswurf, der Urin hatte viel weißen Bodensatz, der Durst verließ ihn, sein Atem ging leicht. Am vierundzwanzigsten Tag schwitzte er am ganzen Körper, war fieberfrei, die allgemeine Krise (*ekrithe panta*) trat ein.

Die Fallbeispiele aus den *Epidemien* 1 und 3, des um 410 v. Chr. entstandenen ältesten Teils der sieben *Epidemien*-Bücher, benennen eingangs, entweder mit Namen oder Verwandtschaft (»Frau des …«) oder dem Wohnort (»neben der Stadtmauer«), die Kranken. Der hippokratische Arzt besuchte bettlägerige Patienten in ihrem Haus. Die Notizen sind chronologisch nach Tagen gegliedert; es handelt sich um vom Arzt selbst beobachtete Symptome oder von anderen, zum Beispiel Angehörigen mitgeteilte Befunde, die zusammengestellt wurden. Sprache und Stil sind schmucklos; die (Halb-) Sätze sind meist unverbunden aneinandergereiht. Die Person des Beobachtenden (ggf. des Arztes) erscheint selten als »Ich-Erzähler«. Äußerungen der Patienten sind in den Notizen nicht direkt fassbar, auch wenn sie naheliegenderweise bei einigen mitgeteilten Phänomenen (Schmerzen, Krämpfe, Träume etc.) die Grundlage bildeten.

Eine moderne retrospektive Diagnose ist nicht möglich und allenfalls als Gedankenspiel reizvoll. Ob es sich bei der »Angina-Kranken« um einen Fall von Diphtherie (Schlüsselsymptom: Schluckstörung) handelt, muss daher offenbleiben. Die zahlreichen Fiebererkrankungen, bei denen eine

Milzschwellung erwähnt ist, könnten durch Malaria bedingt sein. Die tödliche Erkrankung einer Frau nach einer Fehlgeburt deutet auf eine Puerperalsepsis (Kindbettfieber).

Der hippokratische Arzt war nicht ständig um den Kranken, aber seine Notizen beanspruchten, alle wesentlichen Krankheitserscheinungen zu enthalten. Zuweilen ist eine Art von Kausalität angedeutet, so wenn die Krankheit nach übermäßigem Sport oder nach einer Fehlgeburt begann. Der Beobachtungszeitraum reicht vom Beginn der Erkrankung bis zu deren Ende, das heißt zur Genesung oder zum Tod. Von den insgesamt 42 Fällen in den *Epidemien* 1 (14) und 3 (28) enden 26 (8, respektive 18), das heißt weit mehr als die Hälfte, mit dem Tod; bei den anderen Verläufen kommt es zur *krisis* (»Entscheidung«), und die Kranken erholen sich. Die erste *krisis* kann, wie im Fall des Anaxion in Abdera (3,17,8), von einem Rückfall gefolgt sein, bevor eine endgültige Besserung eintritt.

In den Texten wird einmal mehr deutlich, dass für die hippokratische Medizin der Erfolg der *techne* nicht primär in therapeutischen Effekten liegt, sondern im professionellen Umgang mit Herausforderungen. Obwohl der Begriff der Prognose in den Fallschilderungen selbst nicht auftaucht, sind die Fälle für andere Ärzte im Hinblick auf diese besonders lehrreich. Es bestehen direkte inhaltliche Überschneidungen zwischen den *Epidemien* und dem *Prognostikon* (s. S. 65) sowie anderen hippokratischen Texten.

Formal ist erkennbar, dass die Notizen zu den einzelnen Fällen vermutlich am Krankenbett selbst, etwa auf Wachstäfelchen, notiert wurden, die gesamte Kasuistik aber jeweils erst retrospektiv nach dem Ende der Krankheit redigiert wurde. Vermutlich entstanden die *Epidemien*-Bücher jeweils aus einer größeren Materialmasse einzelner Notizen, die ihrerseits von verschiedenen Ärzten stammten und durch einen Redaktor zusammengestellt wurden. Zum Werk s. auch S. 34.

Die Dauer der Krankheitsfälle reicht von einigen Tagen bis zu wenigen Wochen, manche Verläufe erstrecken sich über 120 Tage. Die Einzelheiten der Symptome nehmen mitunter Bezug auf die im Text der *Epidemien* vorausgehenden systematischen Ausführungen allgemeiner Art, in denen medizinische und klimatologische Phänomene parallelisiert werden. Der hippokratische Autor beachtet in der Chronologie der Einzelfälle genau, ob es sich um gerade oder ungerade Tage handelte, an denen bestimmte Symptome oder die *krisis* auftraten. Dem modernen Betrachter mag dies wie »Zahlenmagie« vorkommen, doch in der hippokratischen Medizin war es ein für die Prognose von Krankheitsverläufen wichtiges Konzept.

Sämtliche Symptome, die der Kranke erkennen ließ, interessierten den Hippokratiker: Fieber, Schweiß, Schüttelfrost, Verwirrungszustände, Ausscheidungen aus Blase und Darm, Blutungen, Atmung, Trinken und Essen.

Interventionen durch den Arzt, so die Gabe eines Abführmittels, sind spärlich erwähnt. Im Fall des Anaxion (3,17,8) nahm der Hippokratiker einen Aderlass vor; es ist der einzige in den 42 Fallgeschichten der *Epidemien* 1 und 3. Die Bemerkung, das »Blut floss reichlich, wie es sich gehört«, lässt aber erkennen, dass der Aderlass öfter angewandt wurde, worauf auch Galen in seinem *Epidemien*-Kommentar hinweist (Wenkebach 1936, S. 178). Insgesamt tritt der Hippokratiker weniger als tatkräftiger Therapeut denn als scharfer Beobachter am Krankenbett hervor. Das Schicksal einzelner Kranker ist interessant für ihn, aber die *techne* ist alles.

Ausgabe: Jouanna/Anastassiou/Gardasole 2016.
Literatur: Baader/Winau 1989; Graumann 2000; Grmek 1989; Langholf 1990; Thumiger 2018.

Medizin und Magie: eine (un)heilige Krankheit

Ratlose Heiler: *Über die heilige Krankheit* 1

Mit der sogenannten heiligen Krankheit (*hiere nousos kaleomene*) verhält es sich folgendermaßen: Sie ist nach meiner Ansicht keineswegs göttlicher oder heiliger als die anderen, sondern wie die anderen Krankheiten, so hat auch sie eine natürliche Ursache, aus der sie entsteht. Die Menschen aber haben angenommen, sie sei eine göttliche Schickung, weil sie ihnen fremdartig vorkam und sie sich darüber wunderten, dass sie in keiner Weise anderen Krankheiten gleicht … Wenn sie aber wegen ihrer wunderbaren Art als göttlich gelten soll, so wird es, wenn es darauf ankommt, viele heilige Krankheiten geben. Denn ich will zeigen, dass es andere Krankheiten gibt, die um nichts weniger erstaunlich und wunderbar sind, die aber niemand für heilig hält. Erstens scheinen mir die Quotidiana-, Tertiana- und Quartanafieber um nichts weniger heilig und göttlichen Ursprungs zu sein als diese Krankheit, und doch wundert man sich nicht über sie …

Ich meine nun: Diejenigen, die zuerst diese Krankheit für heilig erklärt haben, waren Menschen, wie sie auch jetzt noch als Zauberer (*magoi*), Entsühner, Bettelpriester und Schwindler herumlaufen und beanspruchen, äußerst gottesfürchtig (*theosebees*) zu sein und mehr als andere zu wissen. Diese Menschen nahmen die göttliche Macht (*theion*) als Deckmantel ihrer Ratlosigkeit (*amechania*), weil sie nicht wussten, wie sie den Kranken helfen sollten; und damit ihre Unwissenheit nicht offenbar würde, brachten sie auf, dass diese Krankheit heilig sei. Indem sie passende Gründe dafür angaben, suchten sie sich mit ihren Heilmethoden zu sichern. Sie behandelten die Kranken mit Entsühnungen (*katharmoi*) und Besprechungen (*epaoidai*) und verboten ihnen Bäder und viele Speisen, die kranken Menschen unbekömmlich sind ... Alle diese Vorschriften gaben sie wegen des göttlichen Charakters der Krankheit, als ob sie mehr wüssten und andere Ursachen als andere Menschen angeben könnten, damit, wenn der Kranke gesund wird, ihnen der Ruhm der Geschicklichkeit gehöre, wenn er aber stirbt, sie sich in Sicherheit verteidigen und etwas dafür anführen könnten, dass nicht sie schuld (*aitioi*) seien, sondern die Götter ... Wenn aber tatsächlich die erwähnten Speisen, wenn man sie zu sich nimmt, die Krankheit erzeugen und verstärken, wenn man sie aber nicht nimmt, sie heilen, dann ist ja nicht die Gottheit daran schuld, und es helfen nicht die Entsühnungsriten, sondern was heilt und schadet, das sind die Nahrungsmittel, und die Einwirkung der Gottheit wird ausgeschaltet.

So scheint es mir, dass die, die auf solche Weise diese Krankheiten zu heilen versuchen, sie weder für heilig noch für göttlich halten. Denn wenn sie durch derartige Riten und durch eine solche Behandlung beseitigt werden, wie sollten sie dann nicht auch infolge anderer Praktiken dieser Art die Menschen befallen? Dann wäre also nicht mehr das Göttliche schuld, sondern etwa Menschliches. Denn wer imstande ist, durch Entsühnung und Zauberei ein solches Leiden zu entfernen, der kann es mit anderen Praktiken auch zufügen ...

Und nun wenden sie Reinigungen und Besprechungen

an und vollziehen, wie mir scheint, eine ganz unheilige (*anhosiotaton*) und gottlose (*atheotaton*) Handlung. Denn sie reinigen die von der Krankheit Befallenen mit Blut und anderen derartigen Mitteln, als ob sie eine Befleckung (*miasma*) hätten oder von bösen Geistern befallen oder von Menschen verzaubert wären oder etwas Böses getan hätten. Dabei sollte man das Gegenteil mit ihnen machen: Man sollte opfern und beten, sie in die Heiligtümer tragen und zu den Göttern flehen (*hiketeuein tous theous*). Aber man tut nichts dergleichen mit ihnen, sondern man reinigt sie, und einen Teil des Unreinen verbirgt man in der Erde, anderes wirft man ins Meer, wieder anderes trägt man fort in die Berge, wo niemand hinkommen und es berühren kann. Man sollte es aber in die Tempel bringen und dem Gott übergeben, wenn doch der Gott schuld ist. Ich allerdings glaube nicht, dass eines Menschen Leib von dem Gott befleckt wird (*miainesthai*), das Hinfälligste vom Reinsten ... Das Göttliche ist es doch, das die größten und ruchlosesten Verfehlungen entsühnt und reinigt und von uns abwäscht. Wir selbst setzen ja Grenzen für die Tempel und heiligen Bezirke der Götter, dass keiner, der nicht rein ist, sie überschreitet, und wir treten ein und lassen uns reinigen, nicht als ob wir befleckt würden, sondern um, wenn wir vorher irgendeine Befleckung hatten, diese von uns abzutun.

Eine vererbliche Krankheit: *Über die heilige Krankheit* 2

Diese Krankheit aber ist nach meiner Ansicht in keiner Weise göttlicher als die übrigen, sondern sie ist in demselben Sinne göttlichen Ursprungs wie alle anderen Krankheiten und nicht weniger heilbar (*ietos*) als sie, sofern sie nicht schon von langer Zeit her eingewurzelt ist, so dass sie stärker ist als die Arzneien, die man dem Kranken eingibt. Wie die anderen Krankheiten hat sie ihren Ursprung (*archetai*) in der Vererbung (*kata genos*). Denn wenn aus einem Menschen mit schleimiger Konstitution ein schleimiger Mensch und aus einem mit galliger Konstitution ein galliger entsteht, weiter aus einem Schwindsüchtigen ein Schwindsüchtiger und aus einem Milzsüchtigen ein Milzsüchtiger, warum sollte dann nicht einer der Nachkommen, dessen Vater oder Mutter von dieser Krankheit befallen war, auch von ihr befallen werden? Denn der Same (*gonos*) kommt von allen Teilen des Körpers, von den gesunden gesunder und von den kranken kranker.

Ursache im Gehirn: *Über die heilige Krankheit* 3

Schuld an diesem Leiden ist das Gehirn (*enkephalos*), wie es auch sonst an den wichtigsten Krankheiten schuld ist. Auf welche Weise und aus welchem Grund die Krankheit entsteht, will ich deutlich darlegen. Das Gehirn des Menschen ist zweigeteilt, wie auch bei allen anderen Lebewesen; eine dünne Haut teilt es in der Mitte. Darum hat man nicht immer an derselben Stelle des Kopfes Schmerzen, sondern manchmal auf einer Seite, manchmal aber auch im ganzen Kopf.

Aus dem ganzen Körper gehen Adern zum Gehirn; viele sind dünn, zwei aber sind dick; von diesen kommt die eine aus der Leber, die andere aus der Milz. Die aus der Leber hat folgenden Verlauf: Der eine Teil der Ader geht nach unten auf der rechten Seite an der Niere und an der Lende vorbei in die Innenseite des Oberschenkels und verläuft bis zum Fuß; man nennt sie die hohle Ader. Der andere Teil geht nach oben rechts durch das Zwerchfell und die Lunge, ein Strang zweigt in das Herz und den rechten Arm ab, der Rest geht weiter nach oben am Schlüsselbein vorbei auf die rechte Seite des Halses unmittelbar unter der Haut, so dass man die Ader deutlich sehen kann. Neben dem Ohr aber geht sie verdeckt weiter und teilt sich dort, und der dickste, größte und umfangreichste Teil endet im Gehirn, andere Stränge enden im rechten Ohr, im rechten Auge und in der Nase. So ist der Verlauf der Ader aus der Leber. Die Ader aus der Milz verläuft auf der linken Seite ebenfalls nach unten und nach oben, ähnlich wie die aus der Leber, aber dünner und schwächer.

Epileptische Anfälle: *Über die heilige Krankheit* 7

Wenn der Schleim (*phlegma*) von diesen Wegen abgeschnitten wird und seinen Abfluss in die oben [in Kapitel 3] von mir genannten Adern nimmt, verliert der Kranke die Sprache und leidet unter Erstickungsanfällen, Schaum fließt ihm aus dem Mund, die Zähne schlagen aufeinander, die Hände krampfen sich zusammen, er verdreht die Augen und verliert das Bewusstsein. Bei manchen geht auch Kot nach unten ab. Wie es zu den einzelnen Erscheinungen kommt, werde ich erklären.

Der Kranke verliert die Sprache, wenn der Schleim plötzlich in die Adern eindringt und die Luft abschneidet und sie weder ins Gehirn noch in die hohlen Adern kommen lässt, sondern dem Kranken den Atem benimmt. Denn wenn der Mensch durch Mund und Nase die Luft aufnimmt, kommt sie zuerst ins Gehirn, dann aber zum größten Teil in den Bauch, teils aber auch in die Lunge und teils in die Adern. Von da verteilt sie sich auf dem Weg über die Adern in die übrigen Körperteile. Was in den Bauch geht, das durchlüftet ihn, hat aber sonst keine Bedeutung. Was aber in die Lunge und in die Adern geht, hat Wirkung, wenn es in das Leibesinnere kommt, und verleiht dem Menschen Bewusstsein (*phronesis*) und seinen Gliedern Bewegung, so dass, wenn die Adern durch den Schleim von der Luft abgeschnitten werden und sie nicht aufnehmen können, dies dem Menschen Sprache und Bewusstsein nimmt. Die Hände aber werden kraftlos und zucken, weil das Blut zum Stehen kommt und sich nicht wie gewöhnlich verteilt. Die Augen verdrehen sich, weil die Adern von der Luft abgeschnitten werden, und zucken. Der Schaum, der dem Kranken aus dem Mund tritt, kommt aus der Lunge. Denn wenn die Luft nicht in sie hineingelangt, so schäumt und sprudelt es aus ihr wie bei einem Sterbenden. Der Kot geht ab, weil der Kranke durch die Gewalt des Anfalls Beklemmungen erleidet. Die Beklemmungen treten auf, wenn die Leber und der Magen nach oben gegen das Zwerchfell gedrückt werden und wenn der Mageneingang versperrt ist. Dieser Druck tritt ein, wenn der Atem nicht, wie gewohnt, in den Mund kommt. Mit den Füßen stößt der Leidende um sich, wenn die Luft in den Gliedern eingeschlossen ist und infolge des Schleims nicht nach außen hindurchdringen kann. Dann drängt sie durch das Blut nach oben und nach unten und verursacht Krämpfe und Schmerzen; deshalb stößt der Kranke mit den Füßen.

Alles dieses erleidet er, wenn der kalte Schleim in das warme Blut fließt; denn er erkältet das Blut und bringt es zum Stehen. Wenn der Schleimfluss stark und dick ist, wirkt er unmittelbar tödlich. Denn er überwältigt das Blut durch seine Kälte und lässt es erstarren. Wenn er aber schwächer ist, benimmt er zwar dem Kranken den Atem und überwältigt ihn dadurch für den Augenblick, wenn er sich aber im Lauf der Zeit in den Adern verteilt und mit dem vielen warmen Blut vermischt hat und auf diese Weise überwältigt ist, dann nehmen die Adern die Luft wieder auf, und der Kranke kommt wieder zum Bewusstsein.

Wenn ein Anfall naht: *Über die heilige Krankheit* 12

Die Kranken, die schon mit der Krankheit vertraut sind, merken vorher, wenn ein Anfall kommt (*lepsesthai*; »ergriffen zu werden«), und fliehen aus der Gesellschaft der Menschen, und zwar, wenn ihr Haus in der Nähe ist, nach Hause, andernfalls an möglichst einsame Stellen, wo recht wenige sehen können, wie sie hinfallen, und sie verhüllen sich sofort. Das aber tun sie, weil sie sich wegen ihres Leidens schämen (*aischyne*), und nicht, wie die verbreitete Meinung ist, aus Furcht vor der Gottheit (*phobos tou daimoniou*). Die kleinen Kinder aber fallen (*piptousin*), weil sie noch nicht an die Krankheit gewöhnt sind, anfänglich hin, wo sie sich gerade befinden. Wenn sie aber häufig Anfälle (*kataleptoi*) gehabt haben, dann flüchten sie sich, wenn sie sie kommen fühlen, zu ihrer Mutter oder sonst einem guten Bekannten, wegen der Furcht und des Schreckens, die das Leiden ihnen einflößen. Denn von Scham (*aischynesthai*) wissen sie noch nichts.

Das Gehirn ist alles: *Über die heilige Krankheit* 14

Die Menschen müssen wissen, dass aus keiner anderen Quelle uns Lust und Freude, Gelächter und Scherz kommen als eben daher [das heißt aus dem Gehirn], und ebenso Schmerz und Leid, Unlust und Weinen. Mit ihm vor allem denken wir und haben Einsicht und sehen und hören und unterscheiden das Hässliche und das Schöne, das Schlechte und das Gute, das Angenehme und das Unangenehme ... Eben dieses [das Gehirn] ist für uns auch Ursache von Raserei und Wahnsinn, und durch seine Einwirkungen befallen uns Angst und Schrecken in der Nacht wie am Tag, Schlaflosigkeit, Missgriffe, Irrtümer, unangebrachte Sorgen, mangelnde Einsicht in die tatsächliche Lage und Handeln wider die Gewohnheit. Alles das kommt über uns vom Gehirn her, wenn es nicht gesund, sondern wärmer oder kälter, feuchter oder trockener als normal ist oder in einen anderen widernatürlichen (*para ten physin*), ihm nicht gewohnten Zustand gerät.

Behandlung möglich: *Über die heilige Krankheit* 18

Die hier besprochene Krankheit aber, die man die heilige nennt, kommt aus denselben Ursachen wie alle übrigen, aus dem, was zukommt und abgeht, und von Kälte, Sonne und Winden, die in ständigem Wechsel sind und niemals ruhig bleiben. Diese Dinge aber sind göttlich, so dass man diese Krankheit nicht herausheben und für göttlicher als die übrigen halten darf, sondern man muss sie alle als göttlich und alle als menschlich gelten lassen. Eine jede hat ihren natürlichen Ursprung und ihre Kraft für sich, und gegen keine sind wir ohne Rat (*aporon*) und ohne Hilfe (*amechanon*). Die meisten sind auf demselben Weg heilbar, wie sie entstehen; denn das eine ist dem anderen Nahrung, dann aber wiederum Schädigung. Darauf also muss der Arzt sich verstehen, dass er erkennt, was für ein Jedes das Richtige ist, und dass er das eine ernährt und wachsen lässt, das andere aber mindert und schädigt. Man muss in dieser Krankheit, wie in allen anderen, nicht die Leiden vergrößern, sondern sie mindern, indem man jeder Krankheit das ihr Feindlichste (*to polemiotaton*) zuführt und nicht das, was ihr vertraut ist. Denn durch das Vertraute blüht und wächst sie, durch das Feindliche schwindet und vergeht sie. Wer aber in den Menschen durch die Regelung ihrer Lebensweise (*diaite*) Feuchtes und Trockenes, Warmes und Kaltes hervorzurufen versteht, der kann … auch diese Krankheit heilen ohne Entsühnungsriten und Zauberei und alle derartige Tricks (*banausie*).

Die Schrift *Über die heilige Krankheit* ist für die Neuzeit und Gegenwart stets diejenige gewesen, die dem (Ideal-)Bild der hippokratischen Medizin am nächsten zu kommen schien und zugleich die naturwissenschaftliche Medizin wie eine unmittelbare Fortsetzung der »besten« hippokratischen Traditionen erscheinen ließ. Dies ist jedoch eine anachronistische Vereinfachung und wird dem interessanten Text nicht gerecht. Der hippokratische Autor entwirft eine naturkundliche Theorie einer Anfallskrankheit, die von den Zeitgenossen als »Heilige Krankheit« bezeichnet wurde. Er hat keinen eigenen Krankheitsnamen, sondern verwendet den volkstümlichen gleichsam in Anführungszeichen, indem er von der »sogenannten« heiligen

Krankheit spricht. Es liegt auf der Hand, dass es sich hier nicht um eine antike Schilderung der modernen Krankheitseinheit »Epilepsie« handelt; allerdings ist ebenso offensichtlich, dass in dem Text einige Erscheinungsformen der Epilepsie plastisch dargestellt werden. Historisch fragwürdig ist es, moderne Erkenntnisse in einen antiken Text hineinzulesen, also dem hippokratischen Autor eine »Vorahnung« moderner Erkenntnisse der Epilepsie zuzuschreiben. Methodisch korrekt hingegen ist es, die Anschauungen des hippokratischen Autors differenziert zu betrachten und in den Kontext seiner eigenen Zeit einzuordnen.

Die Schrift *Über die heilige Krankheit* schlägt einen aufkläreischen, mitunter polemischen Ton an. Es handelt sich um eine sophistische, protreptische (werbende) Rede, die darauf zielte, eine Hörerschaft zu überzeugen. Der Autor betont scharf den Unterschied zwischen seinem medizinischen Konzept der Anfallskrankheit und den zeitgenössisch umlaufenden Anschauungen, die er einer Gruppe zuschreibt, die vereinfachend als Magier und Scharlatane mit (pseudo-)religiösen Praktiken zu bezeichnen sind. Gemeinsam ist der amorphen gegnerischen Gruppe, dass sie sämtlich keine Ärzte sind. Der Unterschied zwischen dem Verfasser und ihnen ist himmelweit. Dies beginnt schon mit dem Krankheitsnamen. Für den Hippokratiker gibt es, wenn man überhaupt von »heiligen« Krankheiten sprechen möchte, zahlreiche Beispiele von heiligen Krankheiten, keineswegs nur die Anfallskrankheit. Die Natur selbst sei »göttlich« und daher könne man viele Krankheiten, die eine natürliche Ursache aufwiesen, als »göttlich« bezeichnen. Der Hippokratiker grenzt sich entschieden gegen eine religiöse Sichtweise ab, wonach übernatürliche Wesen, Götter und Dämonen, direkt in das

Krankheitsgeschehen eingriffen. Gleichwohl ist er kein »Atheist«, denn er rät frommen Menschen, also den Anhängern des traditionellen Götterglaubens, die Anfallskranken in die Heiligtümer zu bringen. Hier ist an die Heilstätten des Asklepios zu denken, auch wenn sie im Text nicht namentlich genannt sind. Den schärfsten Gegensatz zu seiner eigenen Position erkennt der Hippokratiker auf dem Feld der Krankheitsbehandlung: Diejenigen, die von einer »heiligen Krankheit« sprächen, traktierten die Kranken mit magischen Ritualen, Reinigungszeremonien, Beschwörungen und rituellen Speisegeboten. Der Hippokratiker erwähnt mehrmals den Begriff des *miasma*, hier gemeint im volkstümlichen Sinn als rituelle Unreinheit der Anfallskranken; der Hippokratiker lehnt diese Vorstellung ab. Erwähnenswert ist, dass in anderen zeitgleichen medizinischen Texten *miasma* auch eine tatsächliche, stoffliche Verunreinigung, etwa der Atemluft, bezeichnet (s. S. 52).

Das magische Konzept der Anfallskrankheit, angefangen von der Vorstellung des Ergriffenwerdens durch Dämonen bis hin zur Behandlung mit blutigen Ritualen, ist, so der Autor der vorliegenden Schrift dezidiert, nicht Ausweis von Frömmigkeit sondern von Ratlosigkeit und Scharlatanerie; es handele sich mit einem Wort um *banausie* – der Begriff deutet auf eine Tätigkeit, die gewerbsmäßig ausgeübt wurde, im vorliegenden Fall mit Täuschungsabsicht verbunden war und damit im größten Gegensatz zu den *technai* (»Künsten«) stand, zu denen auch die Medizin selbst gehörte. Über die Reichweite des neuen hippokratischen Konzepts der Anfallskrankheit sollte man sich keine allzu großen Illusionen machen. Ärzte waren in der griechischen Antike eine kleine Bildungselite, eine medizinische Basisversorgung gab es nicht.

Dass medizinische Konzepte in die höhere Allgemeinbildung, die *enkyklios paideia*, eingingen und daher auch außerhalb medizinischer Texte in vielfältigen Kontexten aufschienen, bestätigt diesen Befund nur. Bezogen auf die Anfallskrankheit lässt der hippokratische Autor selbst erkennen, dass er mit seiner naturkundlichen Position eher eine Außenseiterstellung einnahm. Er spricht davon, dass die erwachsenen Anfallskranken von »Scham« (*aischyne*) geplagt seien, weil sie die magischen Anschauungen ihrer Zeitgenossen kennten. Die Anfallskrankheit stigmatisierte die Befallenen, und daran dürfte die einzelne Stimme eines medizinischen Autors nicht viel geändert haben.

Die Schrift *Über die heilige Krankheit* gehörte seit der Antike zum Corpus Hippocraticum, aber ihre eigentliche Berühmtheit erlangte sie, wie eingangs angedeutet, erst seit dem 19. Jahrhundert, als das zeitgenössische Hippokrates-Bild darin eine Art Programmschrift im Sinne eines Vorläufers der modernen naturwissenschaftlichen Medizin sehen wollte.

Die naturkundliche Erklärung des Autors arbeitet mit dem auch in anderen Schriften des Corpus Hippocraticum geläufigen Konzept von Säften und Qualitäten. Sitz der Krankheit ist für ihn das Gehirn, das durch den kalten Schleim, der bei einigen Menschen infolge ihrer Konstitution überhandnimmt, in Unordnung gerät. Ergänzend hinzu kommt eine – aus heutiger Sicht – recht spekulative Sicht auf die Gefäßverläufe zwischen Gehirn und Körper: Sie zeigt den Stand der anatomischen Kenntnisse von Ärzten um 400 v. Chr. Der einzelne Krankheitsanfall, für den der Autor einmal den Begriff *epilepsis* (»Ergriffenwerden«) benutzt, lässt sich als eine Art Abwehrkrampf gegen eine schleimige Verstopfung im Gehirn verstehen. Interessant sind zudem die Bemerkungen über die Einflüsse klimatischer Gegebenheiten und über die Erblichkeit des Leidens, die – bei aller angebrachten Skepsis gegenüber retrospektiven Diagnosen – zeigen, dass hippokratische Ärzte allein durch genaue Beobachtung und Beschreibung von Phänomenen grundlegende pathogenetische Zusammenhänge erkannten. Die sorgfältig ausgestaltete Ursachenerklärung der Anfallskrankheit ließe erwarten, dass sich der Hippokratiker auch ausführlich mit der Therapie beschäftigt hat, zumal er die von ihm abgelehnten magischen Praktiken so genau schildert. Doch belässt er es dabei, nur das von ihm favorisierte Therapieprinzip zu benennen: Es gehe darum, der Krankheit das ihr »Feindlichste« entgegenzusetzen. Es handelt sich um das auch sonst in der hippokratischen Medizin bekannte *contraria contrariis*-Prinzip, »Gegensätzliches mit Gegensätzlichem« anzugehen (s. S. 38). Gemäß der vom Hippokratiker dargestellten Krankheitsursache »kalter Schleim« wäre eine der Qualität nach »erwärmende« und den Schleim abführende Behandlung angezeigt. Der Autor belässt es allerdings bei eher allgemeinen Hinweisen auf eine diätetische Therapie, betont jedoch selbstbewusst, dass alle Krankheiten, die man sämtlich als göttlich, natürlich und menschlich zu gleicher Zeit anzusehen habe, behandelbar seien: »Gegen keine sind wir rat- und machtlos.« Dieses Statement des Hippokratikers zeigt das Selbstbewusstsein des Arztes, der im realen Leben den Anfallskranken im Einzelfall vergleichsweise wenig zu bieten hatte. Aber die Medizin selbst als *techne* erweist sich als feste Burg.

Ausgabe: Grensemann 1968.
Literatur: Craik 2015, S. 191–195; Fichtner 2017, Nr. 32; Golder 2007, S. 65 f.; Jouanna 1999, S. 411 f.; Laskaris 2002; Leven 1995; Temkin 1971.

Zeugungslehren und Embryologie

Wie Jungen und Mädchen gezeugt werden: *Über die Lebensweise* 1,26–29.34

Was in irgendetwas anderes hineingeht, wächst nicht. Was aber in die Frau hineingeht, wächst, wenn es das findet, was ihm zukommt. Es bilden sich alle Glieder zu gleicher Zeit aus, und sie wachsen, und keines früher als das andere und auch nicht später. Die aber, die ihrer Natur nach größer sind, werden früher als die kleinen sichtbar, ohne dass sie früher entstehen. Es werden aber nicht alle Glieder in der gleichen Zeit ausgebildet, sondern das eine schneller, das andere langsamer, je nachdem ein jedes das Feuer und die Nahrung findet. Die einen haben in vierzig Tagen alles sichtbar, andere in zwei Monaten, andere in dreien, andere in vieren. Ebenso wird auch das eine schneller zur Geburt reif und ist in sieben Monaten vollständig, das andere langsamer und ist in neun Monaten vollständig. Sie treten ans Licht in der Mischung (*synkresis*), die sie in aller Zukunft haben werden.

Knaben und Mädchen entstehen annähernd auf folgende Weise: Die Mädchen entwickeln sich mehr aus Wasser, von kalten, feuchten und weichen Speisen und Getränken und entsprechender Lebensweise. Die Knaben mehr vom Feuer, das heißt von trockenen, warmen Speisen und entsprechender Lebensweise im Übrigen. Wünscht man sich also ein Mädchen, so muss man die wässerige Lebensweise anwenden, wünscht man aber einen Knaben, so muss man nach der feurigen Weise leben, und das muss nicht nur der Mann tun, sondern auch die Frau. Denn nicht nur das, was vom Mann abgeschieden wird, trägt zur Entwicklung bei, sondern auch, was von der Frau kommt, und zwar aus folgendem Grund: Jeder von beiden Teilen hat für sich nicht eine für die Menge des Feuchten hinreichende Bewegungsfähigkeit (*kinesis*), um das, was zufließt, zu verbrauchen und sich konsolidieren zu lassen, und zwar wegen der Schwäche des Feuers. Wenn aber beides an derselben Stelle zusammenkommt, so fügt es sich zueinander, das Feuer zum Feuer und das Wasser in entsprechender Weise. Wenn nun beides sich an einer trockenen Stelle befindet, so überwältigt das Feuer das miteingedrungene Wasser und wächst davon, so dass es nicht von dem eindringenden Schwall erstickt wird, sondern das hinzukommende aufnimmt und an das bereits vorhandene angliedert. Wenn es aber ins Feuchte fällt, so wird es gleich zu Anfang von dem eindringenden Schwall erstickt und aufgelöst und gemindert. An einem Tag in jedem Monat aber kann es sich konsolidieren und die Oberhand über das Hinzukommende gewinnen, und zwar dann, wenn etwas von beiden (Geschlechtern) an derselben Stelle zusammentrifft.

Das Männliche und das Weibliche kann sich miteinander vereinigen, weil in beiden beides genährt wird und weil die Seele für alle belebten Wesen dasselbe ist, der Körper von jedem sich aber unterscheidet. Die Seele also ist immer dieselbe, sowohl im Größeren wie auch im Kleineren; denn sie wird nicht verändert, weder von Natur noch durch einen gewaltsamen Eingriff. Der Körper aber ist bei keinem je derselbe, weder in Natur noch durch äußeren Eingriff; denn einerseits löst er sich in alles auf, andererseits vermischt er sich mit allem. Wenn nun das von beiden Seiten abgesonderte Körperliche männlich ist, dann wächst es je nach der vorhandenen Grundlage, und daraus entstehen Männer von glänzender Seele und starkem Körper, wenn sie nicht durch ihre spätere Lebensweise Schaden davontragen. Wenn aber vom Mann Männliches, von der Frau Weibliches abgesondert wird und das Männliche überwiegt, so wird die schwächere Seele der stärkeren beigemischt, da sie nichts Verwandteres unter dem Vorhandenen hat, wohin sie sich wenden könnte; denn es geht die kleine zur größeren und die größere zur kleineren, und gemeinsam beherrschen sie das Vorhandene. Und so wächst der männliche Körper, der weibliche aber nimmt ab und wird zu einer anderen Bestimmung ausgeschieden. Und diese sind weniger glänzend als die vorher genannten, sie sind aber doch, weil ja der männliche Teil vom Mann überwog, mannhaft und tragen diesen Namen zu Recht. Wenn aber von der Frau Männliches abgesondert wird und vom Mann Weibliches und das Männliche überwiegt, so wächst es auf dieselbe Weise wie vorher, das Weibliche aber nimmt ab. Diese Menschen werden zu weibischen Männern (*androgynoi*) und tragen diesen Namen mit Recht. Das sind also drei Entstehungsarten der Männer. Der verschiedene Grad ihrer Männlichkeit kommt von der Beimischung der Wasserteilchen und von ihrer Ernährung und Erziehung (*paideusis*) und ihren Gewohnheiten (*synetheia*) …

Das Weibliche entsteht auf dieselbe Weise. Wenn von beiden Weibliches abgesondert wird, werden die Kinder am weiblichsten und schönsten. Wenn aber Weibliches von der Frau und Männliches vom Mann abgesondert wird und das Weibliche überwiegt, so wächst es auf dieselbe Weise, und die Mädchen werden kecker als die vorherigen, aber wohlgeartet sind sie auch. Wenn aber vom Mann

Weibliches, von der Frau Männliches abgesondert wird und das Weibliche überwiegt, so wächst es auf dieselbe Weise, und diese werden frecher als die vorigen und werden Mannweiber (*andreiai*) genannt. Wenn aber einer nicht glauben sollte, dass Seele sich der Seele beimische, so sehe er auf die Kohlen, werfe brennende zu brennenden, starke zu schwachen und gebe ihnen Nahrung; dann werden sie alle die gleiche Gestalt darbieten, und keine wird sich von der anderen unterscheiden, sondern in welcher Gestalt sie verbrannt werden, so wird das Ganze sein; wenn sie aber die vorhandene Nahrung verbraucht haben, werden sie sich ins Unsichtbare auflösen. So geht es auch der menschlichen Seele.

In allen Fällen sind die Männer wärmer und trockener, die Frauen feuchter und kälter, deswegen, weil zwar zu Anfang beide in diesen Elementen entstanden sind und beide durch diese wachsen, nach der Geburt aber die Männer einer anstrengenderen Lebensweise unterworfen sind, so dass sie erwärmt und getrocknet werden, die Frauen aber einer feuchteren und bequemeren Lebensweise folgen und in jedem Monat das Warme aus ihrem Körper ausscheiden.

In *Über die Lebensführung* (zur Schrift s. S. 37) wird auch eine Zeugungslehre aufgestellt und Vorstellungen von der Embryonalentwicklung werden formuliert. Wichtig ist, dass zum Zeitpunkt der Abfassung (um 400 v. Chr.) keine systematische Anatomie am Menschen betrieben wurde; alle Kenntnisse vom Körperinneren einschließlich der Entwicklungslehre basierten auf zufälligen Beobachtungen am Menschen, an Feten (aus Fehlgeburten) und an Tieren (Tierzucht und Tierschlachtung). Die systematische *Tierkunde* des Aristoteles (384–322 v. Chr.) und die Anatomie im hellenistischen Alexandria lagen für den Autor von *Über die Lebensweise* noch in der Zukunft. Dies vorausgeschickt, wird die eindrucksvolle Leistung des Autors erkennbar. Er steht vor der Aufgabe, Alltagsbeobachtungen über Zeugung, Embryonalentwicklung, Beeinflussung des Geschlechts sowie (Un-)Ähnlichkeit von Kindern mit ihren Eltern durch eine plausible Theorie zu erklären. Dies gelingt ihm recht gut, und er sieht sich sogar in der Lage, Ratschläge für die Geschlechtswahl des erwarteten Nachwuchses zu geben, über deren Erfolg man allerdings nichts erfährt.

Konzeptuell greift der Hippokratiker auf naturphilosophische Anschauungen zurück, indem er zwei Elemente, Feuer und Wasser, mit ihren jeweiligen Qualitäten, warm und feucht, als wesentliche Bestandteile bzw. treibende Kräfte aller Lebensprozesse, so auch der Zeugung und Entwicklung sieht. Der Dualismus ist schematisch ausgeführt, indem dem Mann das Feuer und die Wärme, der Frau das Wasser und die Feuchtigkeit zugeschrieben werden. Die Zuordnung zu männlich bzw. weiblich impliziert auch eine Wertung: Dem Feuer werden mit Wärme und Trockenheit aktive, dem Wasser mit Kälte und Feuchtigkeit passive Eigenschaften zugeschrieben. Hier spiegelt die hippokratische Medizin zeitgenössische gesellschaftliche Vorstellungen über die Geschlechterordnung wider.

Diese vormoderne Physiologie, die sich in ähnlicher Weise in parallelen und auch späteren medizinischen Schriften findet, ermöglicht – aus heutiger Sicht kühn anmutende – Spekulationen über die Entstehung des Embryos, seine Ausdifferenzierung im Mutterleib und die Geschlechtsdeterminierung. Zu betonen ist, dass der hippokratische Autor von einer »Zwei-Samen-Theorie« ausgeht, das heißt, Mann und Frau leisten einen analogen Beitrag zur Zeugung. Hier ist zu bedenken, dass der männliche Beitrag zu allen Zeiten recht offensichtlich gewesen ist und keiner besonderen Forschung bedurfte. Der weibliche Zeugungsbeitrag hingegen ist bis weit in die Neuzeit rätselhaft geblieben. Abgesehen von der in der hippokratischen Schrift noch unbekannten Anatomie der inneren weiblichen Geschlechtsorgane, einschließlich der Ovarien, bestand das Problem, den Menstruationszyklus sinnvoll in die Zeugungslehre zu integrieren. Man muss sich klarmachen, dass das heutige Wissen der vierten Grundschulklasse in einem langen Forschungsprozess über Jahrzehnte entwickelt wurde, beginnend mit der Entdeckung der Säugetiereizelle im Jahr 1827. Insofern steht die hippokratische Theorie respektabel da.

Für den hippokratischen Autor ist eine Expertise des Zeugungsvorgangs wichtig, weil die Familien- und Sozialstruktur der griechischen Antike der gebärfähigen Frau einen festen Platz zuwies, was auch in der nüchternen Prosa des Mediziners durchscheint; hier eröffnete sich ein Handlungsfeld für den Arzt. Es galt, verheirateten Paaren mit medizinischem Rat zu Nachwuchs zu verhelfen; hingegen gehörten die Verhinderung der Empfängnis und der Schwangerschaftsabbruch nicht zu den Aufgaben des Arztes.

Ausgabe: Joly/Byl 1984, S. 122–157.
Literatur: Föllinger 1996; King 1998; Rütten 1997; Schubert/Huttner 1999.

Der *Hippokratische Eid*: Text, Tradition, Fiktion

(1) ὀμνύω Ἀπόλλωνα ἰητρὸν καὶ Ἀσκληπιὸν καὶ Ὑγείαν καὶ Πανάκειαν καὶ θεοὺς πάντας τε καὶ πάσας, ἵστορας ποιεύμενος, ἐπιτελέα ποιήσειν κατὰ δύναμιν καὶ κρίσιν ἐμὴν ὅρκον τόνδε καὶ ξυγγραφὴν τήνδε.

(2) ἡγήσασθαί τε τὸν διδάξαντά με τὴν τέχνην ταύτην ἴσα γενέτῃσιν ἐμοῖσι καὶ βίου κοινώσασθαι καὶ χρεῶν χρηΐζοντι μετάδοσιν ποιήσασθαι, καὶ γένος τὸ ἐξ αὐτέου ἀδελφεοῖς ἴσον ἐπικρινέειν ἄρρεσι, καὶ διδάξειν τὴν τέχνην ταύτην, ἢν χρηΐζωσι μανθάνειν, ἄνευ μισθοῦ καὶ ξυγγραφῆς, παραγγελίης τε καὶ ἀκροήσιος καὶ τῆς λοιπῆς ἁπάσης μαθήσιος μετάδοσιν ποιήσασθαι υἱοῖσί τε ἐμοῖσι καὶ τοῖσι τοῦ ἐμὲ διδάξαντος καὶ μαθητῇσι ξυγγεγραμμένοισί τε καὶ ὡρκισμένοισι νόμῳ ἰητρικῷ, ἄλλῳ δὲ οὐδενί.

(3) διαιτήμασί τε πᾶσι χρήσομαι ἐπ' ὠφελείῃ καμνόντων κατὰ δύναμιν καὶ κρίσιν ἐμήν. ἐπὶ δηλήσει δὲ καὶ ἀδικίῃ εἴρξειν κατὰ γνώμην ἐμήν.

(4) οὐ δώσω δὲ οὐδὲ φάρμακον οὐδενὶ αἰτηθεὶς θανάσιμον, οὐδὲ ὑφηγήσομαι ξυμβουλίην τοιήνδε. ὁμοίως δὲ οὐδὲ γυναιξὶ πεσσὸν φθόριον δώσω.

(5) ἁγνῶς δὲ καὶ ὁσίως διατηρήρω βίον ἐμὸν καὶ τέχνην ἐμήν.

(1) Ich schwöre (*omnyo*) und rufe Apollon, den Arzt, und Asklepios und Hygieia und Panakeia und alle Götter und Göttinnen zu Zeugen an, dass ich diesen Eid (*horkos*) und diesen Vertrag (*syngraphe*) nach meiner Fähigkeit und nach meiner Einsicht erfüllen werde.

(2) Den, der mich diese Kunst (*techne*) gelehrt hat, gleich meinen Eltern zu achten, ihn an meinem Unterhalt teilnehmen zu lassen, ihm, wenn er in Not gerät, von dem Meinigen abzugeben, seine Nachkommen gleich meinen Brüdern zu halten und sie diese Kunst zu lehren, wenn sie sie zu lernen verlangen, ohne Entgelt (*misthos*) und Vertrag (*syngraphe*), und meine Söhne und die meines Lehrers und die vertraglich verpflichteten und nach dem ärztlichen Gesetz (*nomos iatrikos*) vereidigten Schüler an Vorschriften, Vorlesungen und aller übrigen Unterweisung teilnehmen zu lassen, sonst aber niemanden.

(3) Diätetische Maßnahmen (*diaitemata*) werde ich treffen zum Nutzen der Kranken nach meiner Fähigkeit und meinem Urteil; vor Schaden und Unrecht werde ich sie bewahren.

(4) Auch werde ich niemandem ein tödliches Mittel geben, wenn ich darum gebeten werde, und werde auch niemanden dabei beraten; gleicherweise werde ich keiner Frau ein abtreibendes Vaginalzäpfchen (*pessos phthorios*) geben.

(5) Rein und heilig werde ich mein Leben und meine Kunst bewahren.

(6) οὐ τεμέω δὲ οὐδὲ μὴν λιθιῶντας, ἐκχωρήσω δὲ ἐργάτῃσιν ἀνδράσι πρήξιος τῆσδε.

(7) ἐς οἰκίας δὲ ὁκόσας ἂν ἐσίω, ἐσελεύσομαι ἐπ᾽ ὠφελείῃ καμνόντων ἐκτὸς ἐὼν πάσης ἀδικίης ἑκουσίης καὶ φθορῆς τε τῆς ἄλλης καὶ ἀφροδισίων ἔργων ἐπί τε γυναικείων σωμάτων καὶ ἀνδρείων, ἐλευθέρων τε καὶ δούλων.

(8) ἃ δ᾽ἂν ἐν θεραπείῃ ἢ ἴδω ἢ ἀκούσω ἢ καὶ ἄνευ θεραπείης κατὰ βίον ἀνθρώπων, ἃ μὴ χρή ποτε ἐκλαλέεσθαι ἔξω, σιγήσομαι ἄρρητα ἡγεύμενος εἶναι τὰ τοιαῦτα.

(9) ὅρκον μὲν οὖν μοι τόνδε ἐπιτελέα ποιέοντι καὶ μὴ ξυγχέοντι εἴη ἐπαύρασθαι καὶ βίου καὶ τέχνης δοξαζομένῳ παρὰ πᾶσιν ἀνθρώποις ἐς τὸν ἀεὶ χρόνον, παραβαίνοντι δὲ καὶ ἐπιορκοῦντι τἀναντία τουτέων.

Der *Hippokratische Eid* wird hier, anders als in traditionellen Darstellungen, nicht an die Spitze der hippokratischen Schriften gestellt, sondern an deren Ende erörtert – allerdings gebührend ausführlich. Damit sei signalisiert, dass der Eid zwar in der Rezeptionsgeschichte eine übermächtige Rolle einnimmt, in der griechischen Antike selbst aber nicht weiter von Belang war, zumindest nicht nachweislich; oder anders ausgedrückt: Der Eid gehört nicht zu den medizinischen Texten, die im späten 5. und im 4. Jahrhundert v. Chr. verfasst wurden. Eine Spätdatierung, so sei hier vorweggenommen, ist die einzige plausible Möglichkeit, den komplexen Text zu kontextualisieren, doch der Reihe nach.

(6) Ich werde nicht schneiden (*temeo*), sogar Steinleidende (*lithiontes*) nicht, sondern werde das den Männern überlassen, die diese Tätigkeit (*prexis*) ausüben.

(7) In alle Häuser, in die ich komme, werde ich zum Nutzen der Kranken hineingehen, frei von jedem bewussten Unrecht und jeder Übeltat, besonders von sexuellen Handlungen (*aphrodisia erga*) an den Körpern von Frauen und Männern, Freien und Sklaven.

(8) Was ich bei der Behandlung oder auch außerhalb der Behandlung im Umgang mit Menschen sehe und höre, das man nicht weiterreden darf, werde ich verschweigen (*sigeso*) und als Geheimnis bewahren.

(9) Wenn ich diesen Eid erfülle und nicht breche, so sei mir beschieden, in meinem Leben und in meiner Kunst den (gebührenden) Lohn zu erlangen (*epaurasthai*), indem ich Ansehen bei allen Menschen für alle Zeit gewinne (*doxazomenos*); wenn ich ihn aber übertrete und meineidig werde (*epiorkon*), so geschehe mir das Gegenteil.

Der kanonische Eidtext, möglicherweise die älteste Version, ist in 38 Handschriften überliefert. Von diesen sind zwei besonders wichtig: Ms 60 (*Marcianus graecus* 269, 10./11. Jahrhundert) und *V* (*Vaticanus graecus* 276, 12. Jahrhundert; Jouanna 2018). Die inhaltlichen Aussagen des Eides lassen sich mit den Aussagen anderer hippokratischer Texte vereinbaren (Staden 2007); für die Datierung und Kontextualisierung des Eides ist dies allerdings kein Argument, da sein Autor sich auf bereits vorliegende hippokratische Schriften bezogen haben könnte.

Die Paragrapheneinteilung in der hier vorliegenden Übersetzung, die wiederum auf derjenigen von Hans Diller (1962)

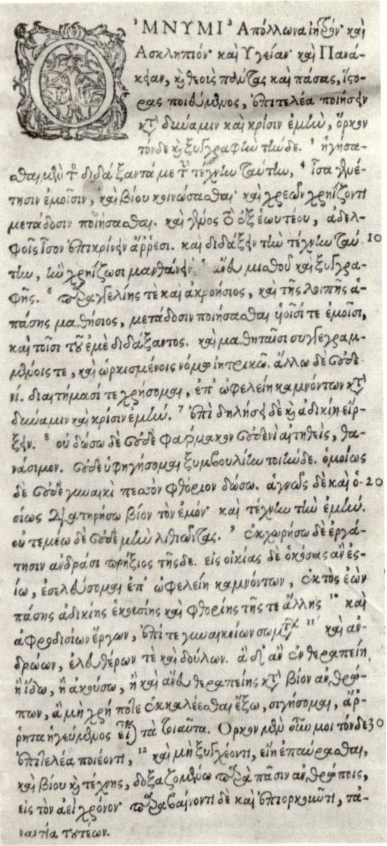

ΟΜΝΥΜΙ Ἀπόλλωνα ἰητρὸν καὶ Ἀσκληπιὸν καὶ Ὑγείαν καὶ Πανάκειαν, καὶ θεοὺς πάντας καὶ πάσας, ἵστορας ποιεύμενος, ἐπιτελέα ποιήσειν κατὰ δύναμιν καὶ κρίσιν ἐμὴν, ὅρκον τόνδε καὶ ξυγγραφὴν τήνδε. ἡγήσασθαι μὲν τὸν διδάξαντά με τὴν τέχνην ταύτην, ἴσα γενέτῃσιν ἐμοῖσιν, καὶ βίου κοινώσασθαι· καὶ χρεῶν χρηΐζοντι μετάδοσιν ποιήσασθαι. καὶ γένος τὸ ἐξ ἑωυτέου, ἀδελφοῖς ἴσον ἐπικρινέειν ἄρρεσι. καὶ διδάξειν τὴν τέχνην ταύτην, ἢν χρηΐζωσι μανθάνειν, ἄνευ μισθοῦ καὶ ξυγγραφῆς. παραγγελίης τε καὶ ἀκροήσιος, καὶ τῆς λοιπῆς ἁπάσης μαθήσιος, μετάδοσιν ποιήσασθαι υἱοῖσί τε ἐμοῖσι, καὶ τοῖσι τοῦ ἐμὲ διδάξαντος, καὶ μαθηταῖσι συγγεγραμμένοις τε, καὶ ὡρκισμένοις νόμῳ ἰητρικῷ, ἄλλῳ δὲ οὐδενί. διαιτήμασί τε χρήσομαι, ἐπ' ὠφελείῃ καμνόντων κατὰ δύναμιν καὶ κρίσιν ἐμὴν. ἐπὶ δηλήσει δὲ καὶ ἀδικίῃ εἴρξειν. οὐ δώσω δὲ οὐδὲ φάρμακον οὐδενὶ αἰτηθεὶς, θανάσιμον. οὐδὲ ὑφηγήσομαι ξυμβουλίην τοιήνδε. ὁμοίως δὲ οὐδὲ γυναικὶ πεσσὸν φθόριον δώσω. ἁγνῶς δὲ καὶ ὁσίως διατηρήσω βίον τὸν ἐμὸν καὶ τέχνην τὴν ἐμήν. οὐ τεμέω δὲ οὐδὲ μὴν λιθιῶντας. ἐκχωρήσω δὲ ἐργάτῃσιν ἀνδράσι πρήξιος τῆσδε. εἰς οἰκίας δὲ ὁκόσας ἂν ἐσίω, ἐσελεύσομαι ἐπ' ὠφελείῃ καμνόντων, ἐκτὸς ἐὼν πάσης ἀδικίης ἑκουσίης καὶ φθορίης τῆς τε ἄλλης καὶ ἀφροδισίων ἔργων, ἐπί τε γυναικείων σωμάτων καὶ ἀνδρώων, ἐλευθέρων τε καὶ δούλων. ἃ δ' ἂν ἐν θεραπείῃ ἢ ἴδω, ἢ ἀκούσω, ἢ καὶ ἄνευ θεραπείης κατὰ βίον ἀνθρώπων, ἃ μὴ χρή ποτε ἐκλαλέεσθαι ἔξω, σιγήσομαι, ἄρρητα ἡγεύμενος εἶναι τὰ τοιαῦτα. ὅρκον μὲν οὖν μοι τόνδε ἐπιτελέα ποιέοντι, καὶ μὴ ξυγχέοντι, εἴη ἐπαύρασθαι, καὶ βίου καὶ τέχνης, δοξαζομένῳ παρὰ πᾶσιν ἀνθρώποις, εἰς τὸν αἰεὶ χρόνον· παραβαίνοντι δὲ καὶ ἐπιορκοῦντι, τἀναντία τουτέων.

Der *Hippokratische Eid*: griechische Ausgabe von Anuce Foes, Frankfurt a. M. 1595 (Universitätsbibliothek Erlangen-Nürnberg) basiert (mit Modifikationen), ist modern – sie erleichtert die skizzenhafte Interpretation von ein paar einzelnen Stellen. Schon die Übersetzung an sich ist notwendigerweise eine Interpretation. In diesem speziellen Fall gibt es freilich Übersetzungsvarianten, die manchen Stellen einen komplett veränderten Sinn geben.

Der Eid beginnt mit einer Götteranrufung an Apollon (1), gefolgt von seinem Sohn Asklepios, den beiden wichtigsten griechischen Heilgöttern. Es folgen summarisch »alle Götter und Göttinnen«. Der Eid ist promissorisch, das heißt, er bekräftigt die Aufrichtigkeit einer Zusage, im Unterschied zu einem assertorischen Eid, der sich auf die Wahrheit einer Aussage bezieht. In diesem Fall bekräftigt der Eid den in Abschnitt 2 formulierten Lehrvertrag (*syngraphe*), indem dieser sprachlich als ein einziger Satz konstruiert ist mit Infinitiven (im Aorist), die von »Ich schwöre« abhängig sind.

Zentraler Begriff in Abschnitt 2 ist die »ärztliche Kunst« (*techne*), der »Beruf«, der auch in den Abschnitten 5 und 9 begegnet, vergleichbar dem allgemeinen Wortgebrauch im Corpus Hippocraticum. Wie der Unterricht bei Sophisten gegen Bezahlung erfolgte (Platon, *Protagoras* 311b–f), hatte auch der den Eid schwörende Schüler, der nicht der Sohn des lehrenden Arztes war, einen »Lohn« (*misthos*) zu zahlen. Soweit jedoch Schüler zur Familie des Arztes gehörten, wurden sie ohne Bezahlung und auch ohne Vertrag unterrichtet. Drei Generationen sollten somit verbunden werden: der Lehrer, der schwörende Schüler und die Söhne des Lehrers. Dem Anschein nach handelt es sich um den Übergang des medizinischen Unterrichts aus einem reinen Familienverbund und der Vater-Sohn-Folge in eine erweiterte Clan-Struktur, die nicht-verwandte Schüler gegen Bezahlung aufnahm und den Lehrvertrag schwören ließ. Im »Lehrvertrag« selbst bleiben in Abschnitt 2 allerdings einige Unklarheiten. Was ist mit dem »ärztlichen Gesetz« (*nomos iatrikos*) am Ende gemeint? Handelt es sich um einen »Brauch«, ist der Eid selbst, und zwar abzüglich des Lehrvertrags, ein solcher *nomos iatrikos* oder meint *nomos iatrikos* vielleicht diejenige deontologische Schrift des Corpus Hippocraticum, die genau diesen Titel führt: *Das Gesetz* (*Nomos*; s. S. 84)? Dem Wortlaut des Eides zufolge wurden Schüler, die nicht solcherart vertraglich gebunden waren, nicht zum Unterricht zugelassen.

Auf den »Lehrvertrag« folgen sieben Abschnitte (3–9), bei denen es sich weder um einen »Sittenkodex« noch um Verbote oder Gebote handelt, sondern um eidlich zugesagte Versicherungen bzw. Versprechungen. Sie sind sämtlich in der ersten Person Singular formuliert. Abwechselnd verspricht der Schwörende etwas zu tun bzw. zu unterlassen.

Am Beginn (3) steht das positive Versprechen, die »diätetischen Anweisungen« (*diaitemata*) zum Nutzen der Kranken (*ep' opheleie kamnonton*) anzuwenden; hier klingen die hippokratischen *Epidemien* 1,11 an (s. S. 72). Doch warum ist nur von »diätetischen Anweisungen« die Rede? Üblicherweise arbeitete die hippokratische Medizin in einem Dreischritt aus Diätetik, Pharmaka und Chirurgie. Soll dies bedeuten, dass der den Eid Schwörende ausschließlich diätetisch, nicht aber pharmakotherapeutisch und chirurgisch behandelte? Diese Frage wird beim sog. »Chirurgieverbot« des Eides aufzunehmen sein. Der Schwörende verspricht zudem, »Unrecht« (*adikie*) vom Kranken fernzuhalten; von wem geht dieses »Unrecht« aus, von einer dritten Person oder vom Patienten selbst, in dem Sinne, dass er sich selbst, zum Beispiel durch

Fehlverhalten oder Nicht-Befolgen der ärztlichen Anweisungen schaden könnte?

Die Aussagen in Abschnitt 4 wurden in der Moderne als »Euthanasieverbot« und »Abtreibungsverbot« bezeichnet; unstrittig ist, dass hier Tötungsdelikte sprachlich miteinander verknüpft sind: Der Schwörende verspricht, sie nicht auszuführen. Um welche Delikte genau es sich handelt, ist angesichts der vagen Ausdrucksweise vom Standpunkt des jeweiligen Interpreten abhängig und bis heute umstritten. Der Schwörende werde niemandem ein tödliches Mittel geben, auch nicht, wenn er darum gebeten werde. Ist hier – modern ausgedrückt – Tötung auf Verlangen bzw. ärztliche Beihilfe zum Suizid angesprochen? Entgegen landläufigen Vorstellungen sind aus der Antike kaum Fälle der ärztlichen Beihilfe zum Suizid bekannt. Geht es vielleicht (auch) um etwas anderes? Wer ist derjenige, der einen Arzt bitten könnte, ein Gift zu geben? Außer dem Kranken könnte dies ein Verwandter, ein Freund, ein Feind, ein Mächtiger sein. Sollte also (Gift-) Mord das Delikt sein, das der Schwörende im Eid verneint? Dies würde zwar inhaltlich zu den in der Antike geläufigen Verdächtigungen gegenüber Ärzten, nicht aber in den Kontext des feierlichen Eides passen.

Mit dem »Euthanasieverbot« ist, wie gesagt, das »Abtreibungsverbot« direkt verknüpft. Die hier verwendete Übersetzung versteht *pessos phthorios* wörtlich als »abtötendes (Vaginal-)Zäpfchen«. Ludwig Edelstein, dessen spezielle Eid-Interpretation noch anzusprechen sein wird, sah in dieser Passage, ebenso wie viele Interpreten seit der christlichen Spätantike, kein selektives, sondern ein kategorisches Abtreibungsverbot (Edelstein 1943): Gemeint sei, dass der Schwörende keiner Frau ein Abtreibungsmittel jeglicher Art geben solle, wobei »geben« sowohl aushändigen als auch verabreichen bedeute. Die wörtliche Übersetzung, der hier der Vorzug gegeben wurde, bezieht sich demgegenüber nur auf eine bestimmte Applikationsart.

Im Corpus Hippocraticum gibt es keine Stellen, die sich direkt auf diesen Passus beziehen ließen. Spätere Interpreten des *Hippokratischen Eides*, so Soran von Ephesos (1. Jahrhundert n. Chr.), bezogen sich auf einen anderen Wortlaut des Eides und können nicht als Kontext des ursprünglichen Textes herangezogen werden. Für Ludwig Edelstein war der Lebensschutz durch das doppelte Tötungsverbot in Abschnitt 4 der Grundpfeiler seiner pythagoreischen These, wonach der *Hippokratische Eid* in einer esoterischen pythagoreischen Ärztegemeinschaft zu verorten wäre. Seine spektakuläre These vermag rätselhafte Passagen des Eides zu erklären, ist insgesamt jedoch ohne Bezug zur antiken ärztlichen Realität – die postulierte pythagoreische Ärztegemeinschaft lässt sich für die Antike nicht belegen. Edelsteins These ist daher nur als eine, allerdings außerordentlich originelle Spekulation zu bezeichnen.

In Abschnitt 5 findet sich das »Lauterkeitsgebot«, das als Angelpunkt des Eides zu betrachten ist. Mit »Leben« (*bios*) sind hier Lebensführung bzw. Charakter gemeint. Die Begriffe *hagnos* und *hosios*, die eine rituelle Reinheit ausdrücken, sind nicht im Sinne traditioneller »Befleckung« zu verstehen, sondern intellektuell und moralisch aufgeladen. Der Wortlaut in Abschnitt 5 zeigt eine auffallende Ähnlichkeit mit einer nur literarisch überlieferten Inschrift am Eingang zum Asklepiosheiligtum in Epidauros; ob daraus allerdings ein Anhaltspunkt für die Datierung des Eides zu gewinnen ist, bleibt strittig (Bremmer 2002).

Nach den schwer verständlichen Ausführungen zu »Euthanasie« und »Abtreibung« wird es nun richtig kompliziert: beim »Chirurgieverbot« in Abschnitt 6. Für Edelstein war das Schneideverbot ein weiterer wichtiger Hinweis auf den pythagoreischen Entstehungszusammenhang – die Blutscheu der Pythagoreer erkläre das Chirurgieverbot im Eid. Daher auch behandele der Arzt, der den Eid schwöre, gemäß Abschnitt 3 ausschließlich diätetisch. Pharmaka und Schneiden seien ihm als Pythagoreer nicht erlaubt. Zugegebenermaßen ist Edelsteins These bis heute die einzige, die das Chirurgieverbot befriedigend erklärt, allerdings baut sie auf der unbeweisbaren Spekulation auf, dass es eine pythagoreische Ärztegruppe gegeben hätte. Das Problem liegt darin, dass die Chirurgie zum selbstverständlichen Handlungsfeld des hippokratischen Arztes gehörte und durchaus in den hippokratischen Schriften abgehandelt wird.

Der schon lange erkannte Widerspruch hat zu drei Lösungsversuchen geführt. Eine ältere, heute nicht mehr vertretene Richtung behauptete, Abschnitt 6 sei erst in der späteren Überlieferung in den Text geraten und daher ersatzlos zu streichen. Ebenfalls untauglich war der Versuch, den Text durchgreifend zu ändern, so dass nicht mehr vom Schneiden des Blasensteins, sondern von der Kastration die Rede wäre. Ernster zu nehmen ist eine philologische These (Lichtenthaeler 1984; Witt 2018), wonach die Übersetzung des Textes zu ändern sei: Die Verneinung (*ou … oude men*) sei im Sinne einer Verstärkung ausschließlich auf den Blasensteinschnitt bezogen, man müsse übersetzen: »Nie und nimmer werde ich bei (Blasen-)Steinkranken den Schnitt machen …« Es handele sich also um ein selektives Schneideverbot. Dann bliebe allerdings erklärungsbedürftig, warum der Hippokratiker diese Operation nicht ausführen, sondern sie »werkenden Männern« überlassen sollte, die noch dazu in einem eher abschätzigen Ton charakterisiert sind. Der Blasenstein wird im Corpus Hippocraticum verschiedentlich erwähnt, die Operation hingegen außerhalb des Eides nicht; frühester Beleg ist Celsus (*De medicina* 7,26,2–5), der sich hier wohl auf hellenistische Quellen stützte. Die Operation war gefährlich, aber im Fall eines großen Blasensteins die einzige Rettungsmöglichkeit. Dass es hierfür in hippokratischer Zeit »Experten« gegeben haben soll, wie bei dieser Eidinterpretation zu folgern wäre, mutet seltsam an. Solche Experten werden nirgendwo in antiken Quellen erwähnt. Hinzu kommt, dass die philologische »Lösung« des Problems auch philologisch fragwürdig ist: Die doppelte Verneinung ist keine Verstärkung im negativen Sinne, sondern als ein »weder … noch« zu übersetzen.

Daher ist folgende Übersetzung vorzuziehen: Die Verneinung bezieht sich zunächst auf das Schneiden allgemein; der Blasensteinschnitt ist der anschließend erwähnte Spezialfall, der »auch nicht« oder »sogar nicht« operiert werden soll: »nicht einmal der Blasensteinschnitt …«. Sprachlich bleibt damit ein generelles Chirurgieverbot als wahrscheinlichste Interpretation, aber das Rätsel ist damit nicht gelöst. Denn dieses (negative) Versprechen im Eid steht, wie schon betont, quer zur hippokratischen Medizin um 400 v. Chr., in der die Chirurgie ein fester Bestandteil war, ein mehr als seltsamer Befund. Unter Referenz darauf, dass die Chirurgie im Corpus Hippocraticum durchaus abgehandelt werde, wird gern gefolgert, es könne kein Chirurgieverbot im *Hippokratischen Eid* geben. Doch dieser Einwand geht an der Sache vorbei: Der Eid, dessen Entstehungskontext wir nicht kennen, kann durchaus dem Corpus Hippocraticum widersprechen. Ich werde noch darauf zurückkommen.

In Abschnitt 7 geht es um den Besuch des Arztes im Haus des Kranken. Erneut wird der »Nutzen für die Kranken« eingeschärft. Der Arzt wird sich von »vorsätzlichem und zerstörerischem« Unrecht (*adikie hekousie kai phthorie*) fernhalten. Im Sinne einer Aufzählung folgt der Hinweis auf sexuelle Handlungen an Frauen und Männern, Freien und Sklaven. Die vom Arzt aufzubringende Haltung angesichts möglicher Grenzüberschreitungen wird im hippokratischen Text *Über den Arzt* (s. S. 80) mit den Begriffen »Gerechtigkeit« (*dikaiosyne*) und »Selbstbeherrschung« (*enkrateos echein*) umschrieben.

Dass Unrecht gegenüber Männern, Frauen und Sklaven nicht unterschiedlich bewertet wird, spiegelt vermutlich den Einfluss der Sophistik wider. Allerdings ließe es sich auch banaler so erklären, dass Frauen und Sklaven dem Hausherrn ebenso gehörten wie der in der Schrift *Über den Arzt* explizit genannte gegenständliche Besitz, so dass Unrecht jeglicher Art gegen sie direkt gegen den Mann und Eigentümer gerichtet gewesen wäre.

Die in Abschnitt 8 thematisierte »Schweigepflicht« ist zunächst negativ formuliert; der Schwörende werde nicht »ausschwatzen« (*eklaleisthai*), was er durch oder bei seiner ärztlichen Tätigkeit erfährt, soweit »man es nicht ausschwatzen darf«. Diese Dinge werde er als »unsagbar« (*arreta*) betrachten. Hier drängt sich ein Vergleich mit dem kultischen Schweigen in Mysterienkulten auf. Gewiss ist diese »Schweigepflicht« nicht der modernen ärztlichen Schweigepflicht gleichzusetzen, die eher als »Datenschutz« imponiert (in den Krankengeschichten der hippokratischen *Epidemien* sind Kranke mit Namen und Wohnort genannt!). Die hippokratische »Schweigepflicht« gehört in denselben Kontext von Respekt gegenüber dem Schwächeren, Hilfesuchenden wie die Selbstbeherrschung des Arztes beim Betreten eines Hauses.

Die Abschlussformel (9) des Eides knüpft im Sinne einer Ringkomposition an Abschnitt 1 an. Hier erfährt man auch das zugrunde liegende Motiv, den Eid überhaupt zu schwören. Es geht um Belohnung bzw. bei Nichtbefolgen Strafe. Die erwünschte Belohnung des Schwörenden ist, »seinen Lohn zu erlangen« (*epaurasthai*), gleichermaßen im »Leben« und in der *techne*. Es ist eine diesseitige Gratifikation, die der Schwörende erhofft bzw. erwartet. Zugleich möchte er »gerühmt sein (*doxazomenos*) bei allen Menschen für alle Zeiten«; der bereits häufiger erwähnte »Ruhm« bzw. das »Ansehen« (*doxa*) ist das höchste Ziel des Schwörenden. Der Schwörende ruht sich nicht auf einem moralischen Ruhekissen aus und erstrebt auch keine jenseitige Belohnung, sondern steht selbstbewusst mit seiner beruflichen »Performance« im Licht der Öffentlichkeit. Damit ist auch klar, dass Edelsteins Versuch, den Eid in eine pythagoreische Richtung zu deuten, nicht haltbar ist. Öffentliche Reputation ist nicht gerade ein Ziel der esoterischen Pythagoreer. Insgesamt vereinigt der Eid profane (Vertrag, *techne*, Unterricht, Lohn, medizinische Praxis) und religiöse Elemente (Götteranrufung, Achtung vor dem Leben). Die Kürze und äußerste Verdichtung des Textes, seine Vieldeutigkeit und die für jeden Lesenden erkennbare Relevanz, mag sie auch je verschieden gesehen werden und im Einzelnen umstritten sein, bewirkten, dass der Eid bereits in der (späteren) Antike, erstmals bei Erotian (1. Jahrhundert n. Chr.), als wichtiges Dokument der hippokratischen Deontologie erschien. Erwähnt wurde er in derselben Zeit auch von Scribonius Largus und Soran von Ephesos.

Doch wie steht es mit der vermuteten Entstehungszeit in der griechischen Antike, genauer: in der hippokratischen Zeit um 400 v. Chr.? Das Übergewicht bzw. die vermeintlich kanonische Geltung, die dem *Hippokratischen Eid* für die antike Deontologie zugebilligt wurde und wird, beruht auf einer optischen Täuschung. Zweifellos ist der *Hippokratische Eid* der wirkmächtigste medizinische antike Text, doch seine enorme Ausstrahlung setzte erst in der Spätantike ein und erfuhr in der Renaissance den entscheidenden Schub, der bis in die Moderne anhielt. Erwähnt erstmals im ersten nachchristlichen Jahrhundert, ist für seine angebliche Entstehungszeit in der griechischen Antike eine eigentümliche Leerstelle zu konstatieren: Der Eid scheint nicht bekannt gewesen zu sein bzw. keine Wirkung gehabt zu haben. Die immer wieder vorgeschlagene Datierung auf die Zeit um 400 v. Chr. passt nicht zum historischen Befund; wie sollte das Schlüsseldokument der hippokratischen Ethik nahezu 500 Jahre unerwähnt geblieben sein?

Aus der Tatsache, dass sich charakteristische Begriffe und markante Aussagen des Eides auch in anderen Texten des Corpus Hippocraticum finden, lässt sich keinerlei chronologisches Argument ableiten. Neuere sprachliche Analysen mit den Methoden der Digital Humanities haben ergeben, dass der Eid sowohl einigen älteren hippokratischen Texten als auch den jüngeren deontologischen Schriften nahesteht (Schubert 2020). Im Licht dieser Befunde ist eine Spätdatierung des Eides die vermutlich einzige plausible Lösung. Der Eid scheint zu einer Zeit entstanden zu sein, als die meisten Texte des Corpus Hippocraticum bereits vorlagen; es handelt sich um einen konstruierten Text, der bewusst mit der Vieldeutigkeit auch entscheidender Passagen spielt. Die für die

Interpretation schwierigen Aussagen des Eides, so das »Chirurgieverbot«, werden durch die Spätdatierung etwas besser erklärbar: In hellenistischer Zeit gab es Ärzte, die auf die Chirurgie spezialisiert waren, weshalb der Eidtext – allerdings absichtlich verdunkelnd – auf »werkende Männer« verweisen kann. Eine (spät)hellenistische Datierung des *Hippokratischen Eides* ist somit am wahrscheinlichsten.

In der Spätantike fand der Eid Eingang ins Corpus Hippocraticum. In seiner mysteriösen Ausdrucksweise und seinem religiösen Charakter ist er geeignet, das Bild der hippokratischen Medizin rückschauend zu idealisieren, wie es insbesondere seit der Renaissance geschah. Demgegenüber ist festzuhalten, dass die reflektierte, selbstbewusst auftretende hippokratische Medizin in ihren eigenen Schriften und in der Außenwirkung das Bild einer weitgehend profanen *techne* abgab.

Ausgabe: Jouanna 2018, S. 2–5.
Literatur: Edelstein 1943; Edelstein 1956; Fichtner 2017, Nr. 14; Flashar/Jouanna 1997; Jouanna 2018; Leven 2011; Leven 2018; Lichtenthaeler 1984; Marganne/Ricciardetto 2017; Rütten 1997; Schubert 2020; Schubert/Scholl 2005; Staden 1996; Staden 1997; Staden 2007; Temkin 2002.

Quellen und Literatur

Althoff, J. (2010): Das Verhältnis von medizinischer Prognose zur religiösen Divinatorik/Mantik in Griechenland. In: Imhausen, A. / Pommerening, T. (Hrsg.): Writings of Early Scholars in the Ancient Near East, Egypt, Rome, and Greece. Translating Ancient Scientific Texts. Berlin. S. 47–68.

– (2011): Medizinische Literatur. In: Zimmermann, B. (Hrsg.): Die Literatur der archaischen und klassischen Zeit. Handbuch der griechischen Literatur der Antike. Bd. 1. München. S. 295–320.

Anastassiou, A. / Irmer, D. (2006): Testimonien zum Corpus Hippocraticum. Teil 1. Nachleben der hippokratischen Schriften bis zum 3. Jahrhundert n. Chr. Göttingen.

Baader, G. / Winau, R. (Hrsg.; 1989): Die Hippokratischen *Epidemien*. Theorie, Praxis, Tradition. Ve Colloque International Hippocratique, 1984. Berlin.

Bremmer, J. N. (2002): How Old is the Ideal of Holiness (of Mind) in the Epidaurian Temple Inscription and in the *Hippocratic Oath*? In: Zeitschrift für Papyrologie und Epigraphik 141. S. 106–108.

Cantor, D. (Hrsg.; 2002): Reinventing Hippocrates. Aldershot.

Cordes, P. (1994): *Iatros*. Das Bild des Arztes in der griechischen Literatur von Homer bis Aristoteles. Stuttgart.

Craik, E. M. (2015): The Hippocratic Corpus. Content and Context. London / New York.

Diels, H. (1905): Die Handschriften der antiken Ärzte. 1. Teil: Hippokrates und Galenos. Berlin.

Diller, H. (1959): Der innere Zusammenhang der hippokratischen Schrift *De victu*. In: Hermes 87. S. 39–56. [Neudr. in: Diller, H.: Kleine Schriften zur antiken Medizin. Hrsg. von G. Baader und H. Grensemann. Berlin / New York 1973. S. 71–88.]

– (1962): Hippokrates. Schriften. Die Anfänge der abendländischen Medizin. Reinbek b. Hamburg.

– (Hrsg./Übers.; 1970): Hippokrates. *Über die Umwelt*. Berlin.

– (1994): Hippokrates. Ausgewählte Schriften. Mit einem bibliograph. Anhang von K.-H. Leven. Stuttgart.

Ecca, G. (2016): Die hippokratische Schrift *Praecepta*. Kritische Edition, Übersetzung und Kommentar. Wiesbaden.

Edelstein, L. (1931): ΠΕΡΙ ΑΕΡΩΝ und die Sammlung der hippokratischen Schriften. Berlin. (Problemata. Forschungen zur klassischen Philologie, 4.)

– (1935): Hippokrates. In: Pauly's Realencyclopädie der classischen Altertumswissenschaft, Suppl. 6. Stuttgart. Sp. 1290–1345.

– (1943): The *Hippocratic Oath*. Text, Translation and Interpretation. Baltimore. [Neudr. in: Edelstein 1967. S. 3–63.]

– (1956): The Professional Ethics of the Greek Physician. Baltimore. [Neudr. in: Edelstein 1967. S. 319–348.]

– (1967): Ancient Medicine. Selected Papers. Hrsg. von O. Temkin und C. L. Temkin. Baltimore/London.

Eijk, Ph. v. d. (2004): Divination, Prognosis and Prophylaxis. The Hippocratic Work *On Dreams* (*De victu* 4) and its Near Eastern Background. In: Horstmanshoff, H. F. J. / Stol, M. (Hrsg.): Magic and Rationality in Ancient Near Eastern and Graeco-Roman Medicine. Leiden. S. 187–218.

– (2005): Medicine and Philosophy in Classical Antiquity. Doctors and Philosophers on Nature, Soul, Health and Disease. Cambridge / New York.

– (2016): On ›Hippocratic‹ and ›Non-Hippocratic‹ Medical Writings. In: Dean-Jones, L. / Rosen, R. M. (Hrsg.): Ancient Concepts of the Hippocratic. Papers Presented at the XIIIth International Hippocrates Colloquium, Austin, Texas, 11–13 August, 2008. Leiden/Boston. S. 17–47.

Eijk, Ph. v. d. / Horstmanshoff, H. F. J. / Schrijvers, P. H. (Hrsg.; 1995): Ancient Medicine in Its Socio-Cultural Context. 2 Bde. Amsterdam.

Fichtner, G. (2017): Corpus Hippocraticum. Bibliographie der hippokratischen und pseudohippokratischen Werke. Berlin-Brandenburgische Akademie der Wissenschaften. [http://cmg.bbaw.de/online-publications/Hippokrates-Bibliographie_2017-12.pdf]

Flashar, H. (2016): Hippokrates. Meister der Heilkunst. München.

Flashar, H. / Jouanna, J. (Hrsg.; 1997): Médicine et morale dans l'Antiquité. Genf.

Fleischer, U. (1939): Untersuchungen zu den pseudohippokratischen Schriften ΠΑΡΑΓΓΕΛΙΑΙ, ΠΕΡΙ ΙΗΤΡΟΥ und ΠΕΡΙ ΕΥΣΧΗΜΟΣΥΝΗΣ. Berlin.

Föllinger, S. (1996): Differenz und Gleichheit. Das Geschlechterverhältnis in der Sicht griechischer Philosophen des 4. bis 1. Jahrhunderts v. Chr. Stuttgart.

Golder, W. (2007): Hippokrates und das Corpus Hippocraticum. Würzburg.

Gourevitch, D. (1984): Le triangle hippocratique dans le monde gréco-romain. Paris.

Graumann, L. A. (2000): Die Krankengeschichten der Epidemienbücher des Corpus Hippocraticum. Medizinhistorische Bedeutung und Möglichkeiten der retrospektiven Diagnose. Aachen.

Grensemann, H. (Hrsg./Übers./Komm.; 1968): Die hippokratische Schrift *Über die heilige Krankheit*. Berlin.

Grmek, M. D. (1989): Diseases in the Ancient Greek World. Baltimore/London.

Heeg, J. (Hrsg.; 1915): *Galeni in Hippocratis Prognosticum commentaria tria*. Corpus Medicorum Graecorum V 9, 2. Leipzig/Berlin. [Neudr. 2012.]

Heiberg, I. L. (Hrsg.; 1927): *Hippocratis opera*. Bd. I 1. Leipzig/Berlin.

Horstmanshoff, H. F. J. (1990): The Ancient Physician. Craftsman or Scientist? In: Journal of the History of Medicine 45. S. 176–197.

Joly, R. / Byl, S. (Hrsg. / frz. Übers. / Komm.; 1984): Hippocrate. *Du regime*. Berlin.

Jones, W. H. S. (Hrsg. / engl. Übers.; 1931): Hippocrates. Bd. 4. London/Cambridge.

Jouanna, J. (Hrsg. / frz. Übers. / Komm.; 1975): Hippocrate. *La nature de l'homme*. Berlin.

– (Hrsg. / frz. Übers. / Komm.; 1988): Hippocrate. *Des vents. De l'art*. Paris.

– (Hrsg. / frz. Übers. / Komm.; 1990): Hippocrate. *De l'ancienne médecine*. Paris.

– (1999): Hippocrates. Baltimore/London.

– (Hrsg. / frz. Übers. / Komm.; 2018): Hippocrate. *Le serment. Les serments chrétiens. La loi*. Paris.

– (Hrsg. / frz. Übers. / Komm.; 2020): Hippocrate. Introduction générale. Vie selon Soranos. *Presbeutikos* ou *Discours d'ambassade. Épibômios* ou *discours à l'autel. Décret des Athéniens.* Lettres I & II. Paris.

Jouanna, J. / Anastassiou, A. / Gardasole, A. (Hrsg. / frz. Übers. / Komm.; 2016): Hippocrate. *Épidémies* I et III. Paris.

Jouanna, J. / Anastassiou, A. / Magdelaine, C. (Hrsg./Übers./Komm.; 2013): Hippocrate. *Pronostic.* Paris.

King, H. (1998): Hippocrates' Women. Reading the Female Body in Ancient Greece. London / New York.

Kollesch, J. / Nickel, D. (Übers.; 1994): Antike Heilkunst. Ausgewählte Texte aus den medizinischen Schriften der Griechen und Römer. Stuttgart.

Kudlien, F. (1977): Das Göttliche und die Natur im hippokratischen *Prognostikon.* In: Hermes 105. S. 268–274.

– (1988): Der ärztliche Beruf in Staat und Gesellschaft der Antike. In: Jahrbuch des Instituts für Geschichte der Medizin der Robert Bosch Stiftung 7. S. 41–73.

Langholf, V. (1983): Symptombeschreibungen in *Epidemien* I und III und die Struktur des *Prognostikon.* In: Lasserre, F. / Mudry, Ph. (Hrsg.): Formes de pensée dans la collection hippocratique. Actes du IVe colloque international hippocratique, Lausanne 1981. Genf. S. 109–120.

– (1990): Medical Theories in Hippocrates. Early Texts and the *Epidemics.* Berlin / New York.

– (1992): Prognosen in der hippokratischen Medizin. Funktion und Methoden. Probleme in Zusammenhang mit der Edition der Schrift *Koische Prognosen.* In: Döring, K. / Wöhrle, G. (Hrsg.): Antike Naturwissenschaft und ihre Rezeption. Bd. 1–2. Bamberg. S. 224–241.

Laskaris, J. (2002): The Art is Long. On the Sacred Disease and the Scientific Tradition. Leiden/Boston/Köln.

Leven, K.-H. (1992): *Miasma* und *Metadosis.* Antike Vorstellungen von Ansteckung. In: Medizin, Gesellschaft und Geschichte. Jahrbuch des Instituts für Geschichte der Medizin der Robert Bosch Stiftung 11. S. 43–72.

– (1995): Die »unheilige« Krankheit. *Epilepsia*, Mondsucht und Besessenheit in Byzanz. In: Würzburger medizinhistorische Mitteilungen 13. S. 17–57.
– (1997): Die Erfindung des Hippokrates. Eid, Roman und Corpus Hippocraticum. In: Tröhler, U. / Reiter-Theil, S. (Hrsg.): Ethik und Medizin 1947–1997. Was leistet die Kodifizierung von Ethik? Göttingen. S. 19–39.
– (Hrsg., 2005): Antike Medizin. Ein Lexikon. München.
– (2011): Der *Hippokratische Eid.* Tradition, Mythos, Fiktion. In: Imago Hominis 18. S. 307–316.
– (2017): »Nie werde ich ein tödliches Mittel verabreichen …«. Hippokratische Medizin im Umgang mit Sterben und Tod. In: Bormann, F. J. (Hrsg.): Lebensbeendende Handlungen. Ethik, Medizin und Recht zur Grenze von ›Töten‹ und ›Sterbenlassen‹. Berlin/Boston. S. 67–86.
– (2018): Ethics and Deontology. In: Pormann 2018. S. 152–179.
– (2019): Geschichte der Medizin. Von der Antike bis zur Gegenwart. München. [3. Aufl.]
– (2021): »Das Gegenwärtige, das Vergangene und das Zukünftige vorauserkennen und vorhersagen«. Prognosen in der antiken Medizin. In: Labisch, A. (Hrsg.): Kann Wissenschaft in die Zukunft sehen? Prognosen in den Wissenschaften. Acta Historica Leopoldina 79. S. 113–128.
Lichtenthaeler, Ch. (1984): Der *Eid des Hippokrates.* Ursprung und Bedeutung. Köln.
Littré, E. (Hrsg.; 1839–61): Œuvres complètes d'Hippocrate. 10 Bde. Paris.
Manetti, D. (Hrsg.; 2011): *Anonymus Londiniensis. De medicina.* Berlin.
Marganne, M.-H. / Ricciardetto, A. (Hrsg.; 2017): En marge du *Serment hippocratique.* Contrats et serments dans le monde gréco-romain. Lüttich.
Maucolin, B. (2009): Untersuchungen zur hippokratischen Schrift *Über die alte Heilkunst.* Berlin.
Müri, W. (1986): Der Arzt im Altertum. Griechische und lateinische Quellenstücke von Hippokrates bis Galen mit der Übertragung ins Deutsche. München/Zürich. [5. Aufl.]

Nachmanson, E. (Hrsg.; 1918): *Erotiani vocum Hippocraticorum collectio cum fragmentis*. Göteborg.
Nutton, V. (1992): Healers in the Medical Market Place. Towards a Social History of Graeco-Roman Medicine, in: Wear, A. (Hrsg.): Medicine in Society. Cambridge. S. 15–59.
– (2000): Did the Greeks have a Word for it? Contagion and Contagion Theory in Classical Antiquity. In: Conrad, L. I. / Wujastyk, D. (Hrsg.): Contagion. Perspectives from Pre-Modern Societies. Aldershot. S. 137–162.
– (2013): Ancient Medicine. London. [2. Aufl.]
Oberhelman, S. M. (1993): Dreams in Graeco-Roman Medicine, in: Haase, W. (Hrsg.): Aufstieg und Niedergang der Römischen Welt 2,37,1. Berlin. S. 121–156.
Parker, R. (1983): *Miasma*. Pollution and Purification in Early Greek Religion. Cambridge.
Pormann, P. E. (Hrsg.; 2018): The Cambridge Companion to Hippocrates. Cambridge / New York.
Rosen, R. M. / Horstmanshoff, M. (2003): The *Andreia* of the Hippocratic Physician and the Problem of Incurables, in: Rosen, R. M. / Sluiter, I. (Hrsg.): *Andreia*. Studies in Manliness and Courage in Classical Antiquity. Leiden. S. 95–114.
Rütten, Th. (1997): Medizinethische Themen in den deontologischen Schriften des Corpus Hippocraticum. In: Flashar/Jouanna 1997. S. 65–120.
Schiefsky, M. J. (Hrsg./Übers./Komm.; 2005): Hippocrates. On Ancient Medicine. Leiden/Boston.
Schöner, E. (1964): Das Viererschema in der antiken Humoralpathologie. Wiesbaden.
Schubert, Ch. (2020): Zur Standortbestimmung des Digitalen in den Altertumswissenschaften. Textanalyse am Beispiel des Corpus Hippocraticum und des *hippokratischen Eides*. In: Gymnasium 127. S. 305–327.
Schubert, Ch. / Huttner, U. (Hrsg./Übers.; 1999): Frauenmedizin in der Antike. Griechisch/Lateinisch/Deutsch. Düsseldorf/Zürich.
Schubert, Ch. / Leschhorn, W. (Hrsg./Übers.; 2006): Hippokrates. Ausgewählte Schriften. Düsseldorf/Zürich.

Schubert, Ch. / Scholl, R. (2005): Der *Hippokratische Eid.* Wie viele Verträge und wie viele Eide? In: Medizinhistorisches Journal 40. S. 247–273.
Smith, W. D. (Hrsg./Übers./Komm.; 1990): Hippocrates. Pseudepigraphic Writings. Leiden.
– (2002): The Hippocratic Tradition. Revised Edition. Philadelphia. [Erstmals 1979. https://www.biusante.parisdescartes.fr/ressources/pdf/medicina-hippo2.pdf]
Staden, H. v. (1990): Incurability and Hopelessness. The ›Hippocratic Corpus‹. In: Potter, P. / Maloney, G. / Desautels J. (Hrsg.): La maladie et les maladies dans la collection hippocratique. Actes du VIe Colloque International Hippocratique, Québec 1987. Québec. S. 75–112.
– (1996): »In a pure and holy way«. Personal and Professional Conduct in the *Hippocratic Oath*? In: Journal of the History of Medicine 51. S. 404–437.
– (1997): Character and Competence. Personal and Professional Conduct in Greek Medicine. In: Flashar/Jouanna 1997. S. 157–210.
– (2007): ›The Oath‹, the Oaths, and the Hippocratic Corpus. In: Boudon-Millot, V. / Guardasole, A. / Magdelaine, C. (Hrsg.): La science médicale antique. Nouveaux regards. Études réunies en l'honneur de Jacques Jouanna. Paris. S. 425–466.
Temkin, O. (1953): An Historical Analysis of the Concept of Infection. Baltimore. [Neudr. in: Temkin, O.: The Double Face of Janus and Other Essays in the History of Medicine. Baltimore 1977. S. 456–471.]
– (1971): The Falling Sickness. Baltimore/London. [2. Aufl.]
– (1991): Hippocrates in a World of Pagans and Christians. Baltimore.
– (2002): What Does the *Hippocratic Oath* Say? Translation and Interpretation. In: Temkin, O.: »On Second Thought« and Other Essays in the History of Medicine and Science. Baltimore/London. S. 21–48.
Thumiger, C. (2018): Doctors and Patients. In: Pormann 2018. S. 263–291.

Weiss, G. (1910): Die ethischen Anschauungen im Corpus Hippocraticum. In: Archiv für Geschichte der Medizin 4. S. 235–262.

Wenkebach, E. (Hrsg.; 1936): *Galeni in Hippocratis Epidemiarum librum III.* Corpus Medicorum Graecorum 5,10,2,1. Leipzig/Berlin. S. 1–187.

Wenkebach, E. / Pfaff, F. (Hrsg.; 1956): *Galeni in Hippocratis Epidemiarum librum VI Commentaria I-VIII.* Corpus Medicorum Graecorum 5,10,2,2. Berlin. S. 1–507.

Withington, E. T. (Hrsg. / engl. Übers.; 1928): Hippocrates. Bd. 3. Cambridge/London.

Witt, M. (2009): Weichteil- und Viszeralchirurgie bei Hippokrates. Ein Rekonstruktionsversuch der verlorenen Schrift Περὶ τρωμάτων καὶ βελῶν (*De vulneribus et telis*). Berlin.

– (2018): Surgery. In: Pormann 2018. S. 217–245.

Wittern, R. (1979): Die Unterlassung ärztlicher Hilfeleistung in der griechischen Medizin der klassischen Zeit. In: Münchener Medizinische Wochenschrift 121. S. 731–734.

– (1998): Gattungen im Corpus Hippocraticum. In: Kullmann, W. / Althoff, J. /Asper, M. (Hrsg.): Gattungen wissenschaftlicher Literatur in der Antike. Tübingen. S. 17–36.